医疗与健康运作管理丛书

丛书主编　李金林　冉　伦

STOCHASTIC OPTIMIZATION MODELS AND SOLUTION ALGORITHMS FOR OPERATING ROOMS PLANNING AND SCHEDULING PROBLEMS

手术室计划与调度问题的随机优化模型和算法

王珊珊　著

北京理工大学出版社
BEIJING INSTITUTE OF TECHNOLOGY PRESS

内 容 简 介

近年来，随着社会发展水平的不断提高，城镇化、老龄化人口比例的增长，人们对医疗服务的需求越来越高。作为缓解医疗资源供需矛盾的重要手段，优化医疗资源配置、提高医疗资源的利用效率被越来越重视。手术室作为医疗资源中关键的服务资源之一，同时也是衔接上下游医疗资源的关键枢纽。本书考虑手术室计划与调度中存在的不确定性，借助随机优化方法（如机会约束规划、随机规划、分布式鲁棒优化），建立手术室计划与调度的数学模型，设计高效的求解算法，优化手术室的开放、分配和调度决策。

本书的读者对象主要为从事医疗服务运营管理的科研工作人员，包括研究生和高校教师。由于本书中部分研究内容基于实际数据进行分析，所以本书也非常适合大中型医院的运营管理者使用，可为他们提供一定的决策支撑和参考。

图书在版编目(CIP)数据

手术室计划与调度问题的随机优化模型和算法 / 王珊珊著. -- 北京 : 北京理工大学出版社, 2022.2
(医疗与健康运作管理丛书 / 李金林, 冉伦主编)
ISBN 978-7-5763-0823-5

Ⅰ. ①手… Ⅱ. ①王… Ⅲ. ①手术室-管理-研究 Ⅳ. ①R612

中国版本图书馆 CIP 数据核字(2022)第 010867 号

出版发行 / 北京理工大学出版社有限责任公司
社　　址 / 北京市海淀区中关村南大街 5 号
邮　　编 / 100081
电　　话 / (010) 68914775 (总编室)
(010) 82562903 (教材售后服务热线)
(010) 68944723 (其他图书服务热线)
网　　址 / http://www.bitpress.com.cn
经　　销 / 全国各地新华书店
印　　刷 / 三河市华骏印务包装有限公司
开　　本 / 710 毫米×1000 毫米　1/16
印　　张 / 8.75
字　　数 / 135 千字
版　　次 / 2022 年 2 月第 1 版　2022 年 2 月第 1 次印刷
定　　价 / 66.00 元

责任编辑 / 申玉琴
文案编辑 / 申玉琴
责任校对 / 刘亚男
责任印制 / 李志强

前　言

医疗资源供需矛盾是造成当前“看病难、看病贵”问题的主要原因，且在短时间内无法得到根本解决。在提高医疗资源投入的同时，优化医疗资源（如手术室、病床、医疗机构的卫生人员等）配置、提高医疗资源利用效率是解决医疗供需矛盾、促进医疗服务升级的一个重要手段。2015 年 3 月国务院办公厅发布《全国医疗卫生服务体系规划纲要（2015—2020）》，指出将“优化医疗卫生资源配置”列为五年规划的总体目标，并提出构建与居民健康需求相匹配的整合型医疗卫生资源优化配置和服务体系。

手术室资源是医疗资源中关键服务资源之一，同时也是衔接上游门诊和下游 ICU 住院医疗资源的关键枢纽。手术室资源优化配置已经成为医院改善医疗服务质量和效率、缓解医疗服务资源难题的重要切入点，与之相关的手术计划与调度问题也成为医院管理者和学者们关注的热点。其中关键的问题是手术计划与调度中的不确定性，如手术时间、病人的爽约和取消行为、急诊手术的到达等。不确定性不仅增加手术计划决策的难度，而且降低医疗资源的利用率和服务质量。

为了提高手术室资源的利用效率，减少手术室加班的概率，缓解当前看病难的现状，在国家政策的不断推动下，优化手术室的开放及手术患者到手术室的分配方案，合理安排手术患者的预约服务时长及服务次序，已成为医院管理者的重要决策内容。然而，国内的大多数医院只针对宏观政策的管理规定，在手术室计划和调度的管理决策上仍然是不科学的、粗犷的，特别是我国基层的医疗服务机构，因此，建立科学有效的手术室计划与调度的管理决策工具具有十分重要的意义和影响。

基于此，本书针对医疗服务系统中手术室资源的优化配置问题，借助随机优化方法（如机会约束规划、随机规划、分布式鲁棒优化），对手术室的计划与调度问题（如手术室的开放，手术患者到手术室的分配，手术患者的预约到达时间等）进行研究，基于实际数据，确定高效、实际可行的手术室计划与调度决策，提高手术室资源的利用效率与患者的满意度，为医院管理者提供相关的决策支持。

本研究工作得到国家自然科学基金重点项目“医疗与健康的数据分析与决策”（基金号：71432002）和国家自然科学基金面上项目“数据驱动的远程医疗资源调度优化”（基金号：71972012）的经费资助。在这里作者也特别感谢北京理工大学管理与经济学院李金林教授和美国西北大学工业工程与管理科学系的 Sanjay Mehrotra 教授对本书中部分项目的指导。另外，由于作者个人原因，定稿时间匆忙，在撰写中难免有一些错误，还请读者朋友们批评指正。

目　录

图目录

表 目 录

主要符号对照表

CCP (Chance Constrained Programming)	机会约束规划
RO (Robust Optimization)	鲁棒优化
DRO (Distributionally Robust Optimization)	分布式鲁棒优化
SP (Stochastic Programming)	随机规划
B&C (Branch - and - Cut)	分支切割算法
B&B (Branch - and - Bound)	分支定界算法
MILP (Mixed Integer Linear Program)	混合线性整数规划
SOCP (Second Order Cone Program)	二阶锥规划
SIP (Semi - infinite Program)	半有限规划
VI (Valid Inequalities)	有效不等式
ORs (Operating Rooms)	手术室
CPLEX	一款求解数学规划问题的商业求解软件
BIP (Bilinear Integer Program)	双线性整数规划
BPP (Bin Packing Problem)	装箱问题
CAP (Chance - constrained Assignment Problem)	机会约束分配问题
DR - CAP	分布式鲁棒（DR）优化的机会约束分配问题
DP (Dynamic Programming)	动态规划
CVaR (Conditional Value at Risk)	条件风险价值
conv(F)	表示集合 F 的凸包

第1章 引言

1.1 研究背景

随着生活水平的提高，人们对健康问题的关注度日益提升。党的十九大提出实施健康中国战略这一治国理政方针理论，把提高人民健康作为总体的目标。近年来，我国对医疗卫生服务的投入快速增长，《2018年我国卫生健康事业发展统计公报》数据显示，2018年我国卫生总费用支出达57 998.3亿元，年均增幅11.7%，全国卫生总费用占GDP的比重约为6.4%，医疗机构及卫生人员的总数在平稳增加[1]。然而我国是一个人口大国，社会经济的发展使得人们对医疗服务的需求不断提高，同时城镇化、老龄化的人口比例增长，慢性病发病率的上升，计划生育政策的开放，导致医疗资源的增长仍然无法满足人们日益增加的健康需求。数据显示，2018年我国医疗卫生机构总诊疗人次达83.1亿人次，比2017年增加1.3亿人次，2018年居民到医疗卫生机构平均就诊6.0次[1]。

医疗资源供需矛盾是造成当前“看病难、看病贵”问题的主要原因，且在短时间内无法得到根本解决。在提高医疗资源投入的同时，优化医疗资源（如手术室、病床、医疗机构的卫生人员等）配置、提高医疗资源利用效率是解决医疗供需矛盾、促进医疗服务升级的一个重要手段。据世卫组织测算，全世界每年有20%~40%的医疗费用因为医疗资源的利用效率低下而被浪费。因此，科学、合理的管理决策能有效提高医疗资源的利用效率，减少医疗资源的浪费和服务成本。2015年3月国务院办公厅发布

《全国医疗卫生服务体系规划纲要（2015—2020）》，指出将“优化医疗卫生资源配置”列为五年规划的总体目标，并提出构建与居民健康需求相匹配的整合型医疗卫生资源优化配置和服务体系。

手术室作为医院最大的成本和收益中心，用于各个科室患者的手术操作，是重要技术部门。手术室资源是医疗资源中关键服务资源之一，同时也是衔接上游门诊和下游 ICU 住院医疗资源的关键枢纽。因此，手术室的服务质量直接决定着患者的生命安全及医院的服务水平，手术计划和调度是否高效直接影响后续部门及整个医院的运作效率。手术室资源优化配置已经成为医院改善医疗服务质量和效率、缓解医疗服务资源难题的重要切入点，与之相关的手术计划与调度问题也成为医院管理者和学者们关注的热点。其中关键的问题是手术计划与调度中的不确定性，如手术时间、病人的爽约和取消行为、急诊手术的到达等。不确定性不仅增加手术计划决策的难度，而且降低医疗资源的利用率和服务质量。未充分考虑不确定性的手术计划会导致相关资源的闲置或加班，下游住院病房床位紧张等问题，也会引起手术病房、ICU 等其他相关资源需求的剧烈波动，从而增加医院运营成本，影响手术资源利用效率和服务质量。因此，这是一件非常耗时、错综复杂的优化问题，尤其考虑手术计划过程中存在的诸多不确定性。

为了提高手术室资源的利用效率，减少手术室加班的概率，缓解当前看病难的现状，在国家政策的不断推动下，手术室的计划与调度受到了医院越来越多的重视和推广。优化手术室的开放及手术患者到手术室的分配方案，合理安排手术患者的预约服务时长及服务次序，已成为医院管理者的重要决策内容。然而，国内的大多数医院只针对宏观政策的管理规定，在手术室计划和调度的管理决策上仍然是不科学的、粗犷的，特别是我国基层的医疗服务机构，因此，建立科学有效的手术室计划与调度的管理决策具有十分重要的意义和影响。

基于此，本书针对医疗服务系统中手术室资源的优化配置问题，借助随机优化方法（如机会约束规划、随机规划、分布式鲁棒优化），对手术室的计划与调度问题（如手术室的开放，手术患者到手术室的分配，手术患者的预约到达时间等）进行研究，确定高效、实际可行的手术室计划与调度决策，提高手术室资源的利用效率与患者的满意度，为医院管理者提供相关的决策支持。

1.2　研究意义

所谓手术计划与调度主要包括两个决策过程：第一个决策过程包括手术室开放和分配决策，即给定不同类型患者的数量，确定手术室开放的数量及患者到开放手术室的分配；第二个决策过程为次序及时长决策，即给定第一个决策过程，确定患者的手术次序及最优的预约服务时长。均衡合理的手术计划与调度能有效地提高手术资源的利用效率和医院的收益，减少手术室的加班时间和患者的等待时间，提高患者的满意度。一个非常关键的问题是手术计划与调度过程中手术时间是不确定的，因此，考虑手术时间不确定性的手术计划与调度问题成为研究的难点和关键。本研究从战术和战略的层面上研究不确定服务时间下的手术计划与调度的两个决策过程。首先，在手术计划与调度中，由于手术加班涉及多方面的影响，包括护士和手术医生的偏好及工作量，患者的满意度和安全性，可能难以利用金钱成本精确地估量手术加班的中长期影响。机会约束以一定的概率保证系统的服务水平，降低手术室的加班风险，通过风险参数体现决策者的风险偏好，因此，本研究利用机会约束来控制手术室的加班概率，研究手术室的开放和分配问题。然而机会约束的可行域通常是非凸的且涉及多元积分计算，因此机会约束在求解上往往十分困难。本研究提出了几类新的有效不等式，采用分支切割算法求解机会约束模型，不仅显著提高了模型的求解效率，且具有求解大规模问题的能力。其次，随机规划的预约调度一般依赖于服务时间的概率分布已知，然而患者的就诊数据可能不能够准确地描述服务时间的概率分布。现有的研究为了降低模型求解的复杂性，大多假设服务时间是相互独立的，当连续多个手术依次进行时，可能会导致服务时间相互影响，因此忽略服务时间相关性的预约调度和排程，应用在医院实际运作中可能产生较大偏差。预约系统的排程一直是研究的难点，部分学者只能采用启发式算法得到最优预约次序的近似解。因此，本书采用分布式鲁棒优化的方法研究预约调度问题。

本书考虑参数的不确定性，即手术的时间，在梳理现有文献的基础上，借助随机优化理论（如机会约束规划、随机规划、分布式鲁棒优化），从方法和实际应用两方面，研究手术计划与调度问题，设计相应的求解算法，提高模型的求解效率，确定最优的管理决策，在一定程度上降低不确定性带来的风险，提高医疗资源的利用效率，为相关部门提供决策支持。因此，针对不确定环境下基于机会约束的手术计划与调度问题的研究具有重要的意义。因此，本书的意义主要体现在以下几个方面。

（1）理论层面

本书综合运用运筹学、统计学、凸优化理论、不确定优化等管理科学知识进行研究，考虑了模型中存在的诸多不确定因素。首先借助变量转化模型，得到模型的数学性质和相应的等价问题。然后利用转化后模型的双线性结构和相关的优化理论，提出几类新的不等式并证明该不等式的有效性，设计分支切割、启发式算法等求解算法，证明相应算法的收敛性，提高模型的求解效率，尤其是针对大规模优化问题，以完善和丰富分布式鲁棒优化和机会约束的理论。

（2）方法层面

本书将机会约束的方法运用到手术计划的决策中。由于手术计划中存在手术时间这一不确定因素，传统的模型大多为确定模型，随机规划和分布式鲁棒优化作为刻画参数不确定性的有效决策方法，得到了广泛的关注。机会约束以一定的概率保证系统的服务水平，降低约束违反的风险，但求解机会约束问题往往十分复杂，因此需要设计有效的求解算法。近几年，虽然机会约束理论取得了一定的发展，为管理运作领域提供了较好的优化方法，但是应用滞后于理论的发展。运用机会约束解决实际的问题，尚有较大的探索空间。因此，基于随机优化和分布式鲁棒优化，本书借助机会约束相关理论得到手术计划的决策，在一定程度上拓宽了机会约束的应用领域，同时在较大程度上丰富了手术计划的决策研究。其次，本书将分布式鲁棒优化的方法应用到手术预约调度和排程问题，利用绝对平均偏差刻画服务时间的相关性，并建立手术患者的排程模型，得到模型的最优解，在一定程度上丰富了预约调度与排程的研究。

(3) 实际应用层面

手术室资源是医疗服务体系中关键的医疗资源之一，也是医院最大的成本中心和收入来源，其服务的质量直接影响着医院的服务水平乃至患者的生命安全。不合理的手术资源配置会造成较大的资源浪费或者较低的患者满意率，如果使用较少的手术室或者手术室分配及手术患者达到时间和次序的不合理，可能会导致资源使用上的拥堵或者闲置。通过本研究，确定最优的管理决策，一定程度上降低不确定性带来的风险，将其应用于手术计划等方面，提高医疗资源的利用效率，最大化医院的收益和患者的满意度，为相关的部门提供决策支持。

1.3　研究内容

本书主要针对医疗运作管理中的手术室计划与调度问题，考虑手术时间的不确定性，从方法论、模型创新以及设计高效的求解算法等方面，利用随机规划、分布式鲁棒优化和机会约束规划最新的研究成果，建立新的数学规划模型，并针对每一类问题设计高效的求解算法（如分支切割、概率不等式分支切割算法），有效地求解手术计划与调度等实际问题，确定最优的管理决策。研究内容主要包括以下三方面。

(1) 手术室计划问题的机会约束随机规划模型与求解算法

本书研究机会约束手术计划与调度问题，考虑开放及分配决策。具体来说，考虑手术时间的不确定性，提出手术室开放时间的机会约束，以一定的概率保证分配手术的完成时间不超过手术室的开放时间，建立机会约束随机规划手术计划模型，以成本最小化为目标，确定最优的开放和分配决策。基于手术时间离散的概率情景，引入二元变量转化机会约束，建立双线性整数规划模型，提出三类新的有效不等式并设计相应的算法分离有效不等式，利用分支切割方法进行模型求解。为了进一步加快了算法的求解效率，对于最小化手术室数量问题，提出下界启发式算法，并与 Song 等 (2014)[2] 提出的算法进行比较。最后，基于北京医院的实际数据，研究手术计划和调度问题，验证算法的有效性，确定最优的手术计划与调度方案，为医院管理者提供建议。

(2) 手术室分配问题的分布式鲁棒机会约束模型与求解算法

本书还进一步考虑基数不等式，限制手术室进行手术的台数，基于手术时间的不确定性，从随机规划和分布式鲁棒优化两个角度处理机会约束，研究手术到手术室的分配问题。本书考虑手术室的开放时间约束，提出完成手术的时间大于手术室开放时间的概率不超过给定的风险参数。基于手术时间离散的概率情景，将机会约束随机规划转化为二元整数规划问题。分析该问题的结构，提出两类新的有效不等式，并利用分支切割算法求解模型。进一步，假设手术时间的精确概率分布未知，基于手术时间联合概率分布的部分信息，考虑最坏情况下手术的完成时间超过手术室开放时间的概率不大于给定的风险参数，建立分布式鲁棒机会约束优化模型。基于手术时间离散的支撑集，将模型转化为二元半无限整数规划模型，利用分支切割分解算法求解并提出两类有效不等式提高算法的求解效率。算例分析，利用北京医院的实际数据，研究手术分配问题，验证算法的有效性，将机会约束随机规划模型同分布式鲁棒机会约束优化模型进行比较，验证两种方法解的质量。

(3) 基于分布式鲁棒优化的手术预约调度和排程模型

当手术室的开放时长及分配决策确定时，确定手术患者最优的预约服务时长和服务次序。本书考虑手术服务中不同患者类型和不确定手术时间，基于手术时间联合概率分布的支撑集和矩等部分信息，并利用平均绝对偏差刻画手术时间的相关性，最小化最坏情况下期望等待成本和加班成本，建立分布式鲁棒优化手术调度和排程模型，得出模型的数学性质和易求解的等价问题。算例结果表明，当服务次序固定时，同种类型患者安排的预约服务时长随着预约序列递减。当考虑不同两种类型的患者，手术室与患者的相对时间成本对最优预约服务次序影响显著。当相对时间成本较高时，应适当增加序列后面的患者预约服务时长，减少序列前面的患者预约服务时长。

1.4 研究方法与路线

本书的研究主要为建立并提出新颖的随机优化模型与算法，并运用到医疗运作管理中的基本问题中。本书涉及管理科学、运筹学、算法设计、医疗运作管理等学科，以定量建模为主，定性分析为辅，整合机会约束、随机规划、分布式鲁棒优化、组合优化、装箱问题、背包问题等，目的是建立新颖的数学规划模型，并针对所提出的数学规划模型，提出一些加快求解算法效率的技术，求解大规模的实际应用问题。本书所运用的主要研究方法如下。

（1）文献、数据等收集与整理

梳理国内外随机规划、机会约束、分布式鲁棒优化理论、相应的整数规划求解算法以及手术室计划与调度等方面的大量文献，分析、总结现有文献的研究方法，挖掘出这些研究中的不足之处，提出改进的方案和研究框架；整理项目合作方提供的数据资源。

（2）相关优化理论方法的综合学习

本书考虑手术时间的不确定性，在随机规划模型基础上，利用机会约束和分布式鲁棒优化方法处理不确定性，将问题转化为混合线性整数规划问题，设计对应的求解算法。本书涉及机会约束规划、随机规划、CVaR、分布式鲁棒优化、凸优化、整数规划等理论和算法，需要对相关的理论和算法进行学习。

（3）模型构建

在传统的手术计划与调度问题的基础上，基于实际存在的情况，考虑不确定的手术时间，提出手术室开放时间的机会约束，研究手术室的开放和手术到手术室的分配问题，建立基于机会约束随机规划的手术室计划模型，确定最优的开放和分配决策；进一步考虑每个手术室不超过给定手术的数量，建立机会约束分配模型。在此基础上，考虑手术时间的分布不确定性，建立基于分布式鲁棒机会约束优化的分配模型。最后，考虑手术时间的相关性，在概率分布不确定集合的基础上，提出了分布式鲁棒优化预约调度模型，确定手术最优预约服务时长和次序。

（4）设计算法，模型求解

以上提出的模型均可转化或近似转化为混合整数规划、二元半无限整数规划模型等，而现有的求解器虽然能直接求解上述问题，但通常求解的问题规模有限，求解效率也比较低下。本书针对不同问题设计精确的求解算法，如分支切割算法、概率分布式分支切割算法等，提出了几类有效的不等式，这些求解算法提高了求解器的求解效率，尤其是针对存在大量概率情景的大规模问题。

（5）实证分析与数值仿真算例相结合

利用 C 语言等编程语言写相关的算法代码，并运用软件 MATLAB、ROME、CPLEX 及 YALMIP 等数学求解软件，整理合作方提供的相关数据，将理论分析与数值算例分析相结合，验证理论模型和求解算法的有效性，得到模型最优解的样本外质量效果，确定最优的决策，为相关部门提供决策支持。

本书的主体结构可主要分为三大部分。

第一部分为第 2 章，对国内外相关的文献进行了系统的梳理，主要对手术室计划与调度相关的文献进行了系统梳理，得到了本书数学模型的建立基础。接着从不确定优化方法和机会约束两个理论方面展开，明确了当前研究的空白与不足之处，确定本书的研究方向。

第二部分为第 3 和第 4 章，考虑手术室计划过程中存在的不确定性，建立手术室计划模型，提出几类有效不等式，设计精确的算法求解较大规模的实际问题，得到最优的开放和分配决策。具体地，第 3 章基于手术时间的不确定性，考虑手术室加班时间的机会约束，建立了基于机会约束随机规划的手术室计划模型，确定最优的开放和分配决策，提出了三类新的有效不等式结合分支切割算法和下界启发式算法进行求解。第 4 章，进一步考虑手术室安排手术的数量限制，分别考虑手术时间概率分布已知和未知但属于一个不确定集合这两种情形，建立机会约束手术室分配模型，确定最优的分配决策，在第 3 章有效不等式的基础上，得到了两类更有效的不等式，并结合分支切割算法进行模型求解，比较不同模型下解的样本外表现。

第三部分为第 5 章，在第 3 和第 4 章的开放和分配决策已知的条件下，确定手术患者的预约服务时长和次序。这部分考虑服务时间的相关性，基于服务时间概率分布的不确定集合，确定最优的管理决策及与之相关的影响因素。

综上，本书的框架体系可参考技术路线，如图 1 -1 所示。

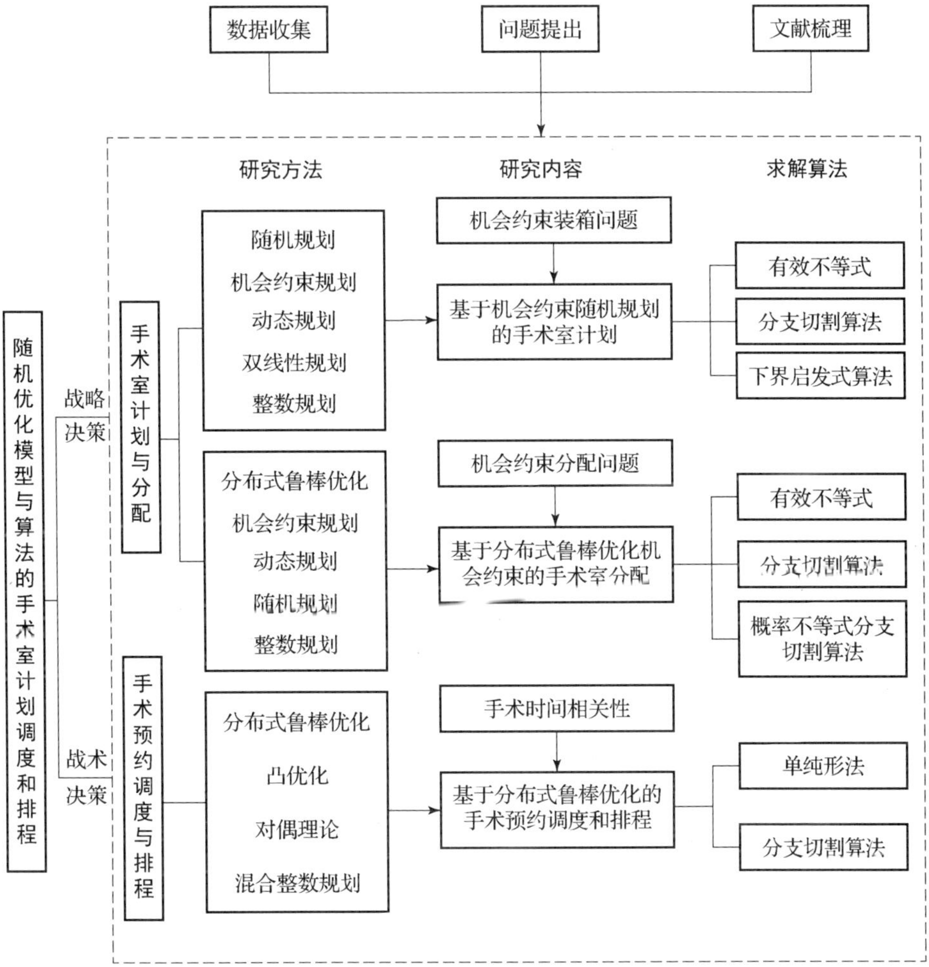

图1-1　技术路线

1.5　创新点

本书在梳理目前的研究文献的基础上，从理论方法、模型和算法的设计三个方面，针对医疗运作管理中的手术室计划与调度和预约调度与排程等问题，提出了新颖的模型，并设计了高效的求解算法。最后，结合实际数据和仿真算例，验证算法的有效性，确定最优的决策。特别指出，本书的第 3 章和第 4 章所提出的模型和算法还适用于一般的机会约束装箱问题和机会约束分配问题，除了本书强调的在医疗运作管理的应用外，还可以运用到其他领域。为了使主要的三个章节均在医疗运作管理的大背景下，所以本书选择手术室计划与调度问题作为应用案例，清晰地阐述模型与算法的有效性。

首次将机会约束手术计划问题转化为二元双线性整数规划问题，并证明该问题的松弛问题强于 Song 等[2]提出的二元线性整数规划的松弛问题。利用二元双线性整数结构以及机会约束得到三类新的有效不等式，具体地，考虑单个双线性背包集合，序列求解不等式系数，得到该集合凸包的覆盖不等式及团不等式，并验证不等式是小平面定义的。线性化二元双线性整数规划问题，得到混合线性整数规划问题，将该问题投影到初始的变量空间，得到投影有效不等式。对于最小化手术室开放数量的问题，松弛情景变量得到机会约束手术室计划问题的初始下界，并提出一个启发式算法更新初始下界。最后，基于实际的手术数据，研究手术计划问题，并同 Song 等[2]方法比较。算例结果显示有效不等式结合下界启发式算法能减少高达 90% 的求解时间。

将机会约束分配模型转化为二元双线性整数规划问题，分析问题的结构，考虑基数约束，得到两类新的更有效的不等式。具体地，考虑单个二元双线性集合，基于每个手术室不超过给定手术的数量约束，得到新的覆盖集合，利用动态规划，序列求解不等式系数。为了加强不等式中情景变量的系数，进一步考虑机会约束，利用动态规划求解一系列线性规划问题，得到系数的上界。接着，考虑多个二元双线性约束的集合，得到一类更一般化的有效不等式。将这两类有效不等式拓展到分布式鲁棒机会约束优化模型中，并分别提出两类不等式的分离算法来有效求解分离问题。最后，算例分析固定手术室的开放数量，以手术室分配问题为例，基于实际的手术数据，验证不等式的有效性，将分布式鲁棒机会约束优化模型的最优解同机会约束随机规划模型的最优解进行比较，确定最优解的样本外质量，得到分布式鲁棒优化最优解能更可靠地实现预期的概率目标，平均加班时间及加班时间的百分比更小，但分布式鲁棒机会约束优化的总成本要高于机会约束随机规划模型的总成本。

考虑随机的手术时间的联合概率分布的支撑集和矩等部分信息，在

Mak 等[3]的研究基础上，利用平均绝对偏差刻画服务时间的相关性。首先利用数学性质及优化理论，将分布式鲁棒优化手术调度问题转化为一类非凸问题，利用 Mak 等[3]的方法将问题转化为线性优化问题。接着，提出了分布式鲁棒优化排程模型，利用同调度模型相似的优化方法，将问题转化为混合线性整数优化问题，确定最优的排程决策。最后，算例分析以手术调度问题为例，分析了不同相关系数对管理决策的影响。对于分布式鲁棒优化排程模型，得到手术室加班时间的成本与患者等待时间的成本比例对手术患者的排程影响较大。

模型与算法具有普遍适用性。特别指出，本书的第 3 章和第 4 章中所提出的模型、有效不等式和求解算法，具有普遍适用性，也适用于一般的机会约束装箱问题和机会约束分配问题，除了本书强调的手术室计划与调度问题外，具有广泛的应用领域，如运输问题、资源分配问题、云计算、匹配问题、背包问题等。

第 2 章　文献综述

近年来，随着运筹学与数学优化方法的不断发展，越来越多的学者开始关注其在医疗运作管理中的应用，如手术计划和调度、手术患者的预约调度和排程、门诊的预约调度、考虑患者行为的预约调度等。本书旨在借助机会约束、随机规划、分布式鲁棒优化、组合优化等方法，建立新颖的数学规划模型，研究手术室计划及手术患者的预约调度与排程问题，并针对相应的问题，提出几类有效不等式以提高求解效率，设计高效的求解算法。注意到，本书的第 3 和第 4 章的内容，完全可以扩展到一般的机会约束装箱问题、机会约束分配问题。为了突出本书的创新之处，因此，本章选择与本书研究密切相关的三个方面梳理相关的文献：手术室计划与调度（如手术室计划、手术调度和排程等），与其相关的主流研究方法（包括基于机会约束随机规划模型与求解算法），分布式鲁棒优化与机会约束模型以及求解算法。本章既从手术室计划与调度的应用层面梳理了文献，又从方法论的角度梳理了基于随机规划和分布式鲁棒优化理论的机会约束模型与算法。

2.1　手术室计划与调度

关于手术室（或手术）计划与调度，在目前的相关研究中，主要包含两类研究问题：一类是手术室（或手术）的计划问题，主要进行手术室的开放和手术的分配决策；另一类是手术室（或手术）的调度问题，这一类问题包含多种情况，如固定手术室的开放和分配，进行手术的时长和次序的决策。有的学者把手术室（或手术）的排程问题归到手术室调度中，有的学者把手术室计划与调度问题相结合。为了能够简洁清晰地梳理与本书相关的研究，因此，本节主要从手术室计划和手术室（或手术）调度与排程这两个方面入手，梳理目前的相关研究工作。

2.1.1 手术室计划

Ferrand 等[4]、杜少甫等[5]、Zhu 等[6]系统梳理了手术室管理相关研究，指出考虑手术时间的不确定性是研究手术计划与调度的方向。随机规划是解决不确定性问题常用的方法，随机规划方法将不确定的手术时间看作随机变量，假设随机变量的概率分布已知，得到满足一定条件的最优手术计划决策。现阶段基于随机规划的手术计划与调度的研究较多。Denton 等[7]考虑手术时间的不确定性，建立了两阶段随机规划模型，最小化手术室的开放成本和加班成本，得到了最优的分配决策。Min 等[8]基于不确定的手术时间和住院时间，以分配成本、加班成本及病床短缺成本最小化为目标，提出了一个计划周期内手术计划问题。Dan I 等[9]基于择期手术和急诊手术的需求和资源容量，建立两阶段目标规划模型。张政等[10]建立了以手术室开放成本、加班成本、手术切换及偏好为优化目标的手术室分配模型，利用蒙特卡罗方法对模型进行求解。Erdogan 等[11]在考虑服务时间和患者数量不确定的情况下，建立了两个随机优化预约调度模型，分别研究存在患者爽约行为的调度问题和动态调度问题，采用分解算法求解。Gul 等[12]研究了手术需求和手术时间不确定性的手术计划问题，以最小化手术取消、患者等待和加班的期望成本为目标建立了多阶段随机混合线性整数规划模型。Jebali 等[13]提出了基于容量约束的手术室计划的两阶段随机模型，考虑手术室、ICU 病床和普通病房病床三种资源，用离散的概率情景度量不确定性。Molina – Pariente 等[14]考虑择期手术和急诊手术两种手术类型，建立了随机手术计划模型，利用基于样本均值估计的蒙特卡罗优化方法求解。邓富民等[15]构建了以病人满意度及手术总流程时间为目标的模糊调度数学模型。

对于分布式鲁棒优化手术室计划模型，Mannino 等[16]研究了鲁棒优化手术室计划问题，最小化等待队列的长度及手术室的加班时间，提出了一个新的混合线性整数规划模型，并证明了模型的性质。Addis 等[17]考虑病人手术时间的不确定性，提出了基于不确定集合的手术分派问题；基于真实数据求解模型，并与服从对数正态分布的手术时间比较，重点关注基于基数约束的鲁棒优化在处理医疗健康优化中的不确定因素的优势，尤其对于手术室计划。Neyshabouri 等[18]考虑手术时间、住院时间不确定性，及病床容量，基于不确定集，建立了两阶段手术调度鲁棒模型。周炳海等[19]考虑了最小化成本和最大化病人满意度的手术中心调度模型，最小化最坏情况的成本，提出了手术资源容量的约束，建立了一种手术室的调度算法求解该问题。王昱等[20]考虑患者最迟手术日期限制，假设手术时间属于一个有界区间，以医院的收益最大化为目标，建立了手术调度问题两阶段鲁棒优化模型。彭春等[21]同时考虑手术时间和住院时间不确定，借助椭球和区间不确定集合刻画不确定性，提出了手术计划两阶段鲁棒优化模型，得到易求解的等价形式，并利用列生成算法进行模型求解。Wang 等[22]考虑下游 ICU 病床资源的限制，研究了一个计划周期内手术计划问题，基于服务时间的支撑集和矩等部分信息，建立了分布式鲁棒机会约束优化模型，得到了易求解的等价问题。Zhang 等[23]研究了基于矩不确定集合的分布式鲁棒优化手术计划问题，建立了两类模型：一类为手术室加班时间的机会约束模型，一类为两阶段分布式鲁棒优化模型。他们将这两类模型分别转化为 0—1 半定规划问题和 0—1 二阶锥规划问题，并通过相应的算法进行求解。Wang 等[24]建立了两阶段分布式鲁棒优化手术室计划模型，最小化手术室的开放成本和最坏情况下手术室加班时间的期望，确定手术室开放和分配决策。基于手术室的实际数据，利用先验均值和均值绝对偏差构建了不确定集合，最终将模型转化为混合线性整数规划问题。Zhang 等[25]将两阶段分布式鲁棒机会约束优化装箱模型应用到手术室计划分配问题上，建立了手术室加班时间的机会约束，最小化最坏情况下手术室加班时间的期望值，并提出了分支定价算法结合列生成方法进行求解。

2.1.2 手术调度与排程

考虑随机规划手术调度问题，Denton 等[26]将服务时间作为随机变量，建立了一个两阶段随机优化模型，并采用 L－shape 算法进行求解。Denton 等[27]基于手术时间的不确定，构建了随机优化模型，确定最优的手术开始时间和手术排程，得到了最优的手术顺序按照手术时间的标准差递增的调度策略。Liu 等[28]基于不确定的服务时间，考虑患者爽约和取消预约的行为，利用随机的方法，给出了动态调度的策略。Begen 等[29]在排程固定的情况下，研究了单服务台最优的调度问题：假设服务时间的联合概率分布已知，以最小化期望总成本为目标，得出了最优的门诊调度策略。Luo 等[30]考虑患者的爽约和急诊打断不确定因素，寻找最优的调度准则，旨在权衡患者的等待时间和资源的空闲时间。Ge 等[31]在 Begen 等[29]的基础上，将其结果推广到分段线性成本函数。阎崇钧等[32]建立了考虑公平性和患者选择的预约调度模型，假设服务时间服从指数分布，确定最优的预约服务时间。Erdogan 等[11]在考虑服务时间和患者数量不确定的情况下，建立了两个随机优化预约调度模型，分别研究存在患者爽约行为的调度问题和动态调度问题，采用分解算法求解。Berg 等[33]建立了一个两阶段随机混合线性整数规划模型，在考虑存在不确定因素的情况下，确定最优的门诊手术中心的预约策略。姜博文等[34]考虑了爽约数量不确定性，以医院的收益最大化为目标，确定医生额外增加号源的数量和固定的挂号数量。周颖等[35]考虑患者爽约情况下的超订机制，建立了动态随机模型并分析了模型的性质。陶继平等[36]研究了带有爽约行为的预约调度模型，提出了拉格朗日松弛算法进行求解。张文思等[37]研究了带有取消预约和爽约行为的异质患者预约调度问题，建立了动态预约调度模型并利用逆推法进行模型求解。样本均值估计是求解预约调度随机优化模型的常见方法。Mancilla 等[38]利用样本均值估计建立了一个随机整数规划模型，旨在解决调度问题和手术排程，实现患者的等待成本、资源闲置的成本和医生的加班成本最小的目标。Begen 等[29]研究了随机服务时间下预约调度近似最优解问题，采用样本均值估计的方法，在一定概率保证下得到了预约调度的近似最优解。王腾飞等[39]建立了预约调度模型，最小化加班成本、等待成本和空闲成本，并利用遗传算法进行求解。Jiang 等[40]考虑患者服务时间和迟到时间的不确定性，建立了随机预约调度模型，基于样本均值估计方法，利用 Benders 分解算法进行求解。

预约系统的排程一直是研究的难点，往往采用启发式算法得到最优预约顺序的近似解。白雪等[41]对国内外手术排程问题等相关文献加以综述，介绍了相关研究的现状以及未来的研究前景。Vanden Bosch 等[42]研究了多种类型患者的预约排程，采用了一种局部搜索算法，当存在六种类型患者时验证了算法的有效性。Denton 等[27]指出当存在两种不同类型的患者且服务时间相互独立，则按照服务时间标准差递增的服务次序是最优的预约排程。Mak 等[43]基于预约排程与随机库存结构的相关性，设计了一种新的启发式算法，得到了预约排程的近似最优解。Chen 等[44]考虑存在当天到达患者的情况，假设同种类型的患者具有相同的服务时间，建立了随机线性优化模型，指出爽约率和当天到达患者的数量对最优的预约排程的影响较大。Erdogan 等[45]研究了在线预约调度与排程问题，假设服务时间与患者当天的数量是不确定的，建立了两阶段随机混合线性整数规划，提出了分解算法进行模型求解。Kong 等[46]假设服务时间是不确定的，研究了预约排程问题，当患者人数较少时，现有文献多采用按照服务时间标准差递增的服务次序，他们给出了证明这种服务次序是最优的难点与困难。Rath 等[47]考虑了最小化资源使用量与手术室加班时间的多资源预约调度与排程问题，建立了两阶段混合整数随机动态规划模型，第一阶段分配多种资源到手术患者及决定手术患者的排程，第二阶段安排手术患者的服务时长。算例结果显示模型的最优解能显著提高资源的使用量，减少医院的总成本。Zacharias 等[48]考虑了存在爽约患者的情形，分析了离散多服务台的预约调度模型，将患者分配到不同的时间窗以最大化医院资源的使用率同时最小化患者的等待时间，提出了模型的理论分析与启发式求解算法。

对于分布式鲁棒优化手术调度与排程问题，Kong 等[49]研究了单服务台的预约调度问题，基于服务时间概率分布的均值和协方差矩阵，利用协方差矩阵体现服务时间的相关性，建立了分布式鲁棒优化预约调度模型并得到了近似最优解。Mak 等[3]基于服务时间概率分布一阶矩和二阶矩信息，建立了分布式鲁棒预约调度和排程模型，在一定条件下，给出了服务时长的闭式最优解并证明服务时间方差递增的服务次序最优。考虑服务时间概率分布的支撑集和一阶矩信息，得到了相似的结论。Qi[50]考虑服务时间不确定，以缓解不公平性和患者由于等待引起的不满为优化目标，分别建立了随机模型和分布式鲁棒模型，在分布式鲁棒模型中构建了统计量刻画服务时间的相关性。Jiang 等[51]基于给定的服务次序，考虑手术时间和爽约次数的不确定性，建立了分布式鲁棒优化预约调度模型，分析了模型的性质，将其转化为易求解的优化问题，并提出有效不等式提高算法的求解效率。Zhang 等[52]给定服务时间概率分布的矩不确定集合，提出了手术室加班时间的机会约束，最小化患者的等待时间，建立了预约调度模型，并将其近似为半定规划模型。Bertsimas 等[53]考虑了动态预约调度模型，基于不确定服务时间概率分布的不确定集合，引入一个辅助变量进行模型求解，得到了模型的一个近似解。Kong 等[54]研究带有爽约的分布式鲁棒优化预约调度问题，最小化最坏情况下的患者等待时间，医生的加班时间和空闲时间。Chang 等[55]基于服务时间的支撑集和矩等部分信息，研究了分布式鲁棒预约调度，通过分析内部最大化问题，将最大最小化问题转化为整数二阶锥规划问题并提出了一种精确算法进行模型求解。He 等[56]研究急诊患者的预约调度问题，提出了一个混合鲁棒随机方法转化该问题，并给出了一个动态调度算法为每个空闲的医生提供关于下一位患者的建议。

2.2　机会约束随机规划

机会约束随机规划模型指概率分布已知条件下的机会约束随机规划的问题，包括离散概率分布下的机会约束规划问题。机会约束规划最早由 Charnes 等[57]提出，现在已经被广泛运用到管理科学问题的各个领域，如能源、设施选址、医疗健康、路径优化、物流与供应链等。

传统的优化模型大多为确定模型，假设所有的参数已知，然而在实际中存在许多的不确定性，随机规划和分布式鲁棒优化作为刻画参数不确定性的两种有效决策方法，得到了越来越多学者的关注。机会约束以一定的概率保证系统的服务水平，降低约束违反的风险，通过风险参数体现决策者的风险偏好。Ahmed 等[58]、Nemirovski[59]、Birge 等[60]对机会约束求解问题进行了详细的综述。由于机会约束的可行域通常是非凸且涉及多元积分计算，仅仅当随机变量服从正态分布时，机会约束能转化成二阶锥规划，而在实际中许多随机变量并不是服从正态分布，因此求解机会约束问题往往十分复杂。Shapiro 等[61]和 Birge 等[60]较系统深入地介绍了随机规划框架下处理机会约束问题的方法，有兴趣的读者阅读该教材，可了解更多的细节。

由于机会约束问题一般为 NP - 难题，求解往往比较困难。估计方法是求解机会约束问题的常用方法，包括样本均值估计（Sample Average Approximation）方法和凸估计（Convex Approximation）方法。

2.2.1 样本均值估计方法

样本均值估计方法是求解随机规划模型的常用方法。机会约束随机规划作为一种特殊的随机规划模型，一些学者也采用样本均值估计方法求解机会约束问题。Calafiore 等[62]提出了关于情景的约束都被满足。在此基础上，Luedtke 等[63]证明了关于情景的约束只需要一部分被满足，将机会约束转化为 0—1 混合整数规划模型。Luedtke 等[64]考虑机会约束随机变量仅仅存在于不等式的右侧，基于离散的概率情景，将机会约束转化为混合整数规划问题，并提出了一系列有效不等式提高计算效率。基于样本均值估计，机会约束能转化为一个混合整数规划问题（Luedtke 等[64]，Küçükyavuz[65]、Luedtke[66]、Zhang 等[67]，Zhao 等[68]、Ahmed 等[69]）。随着样本的增加，样本均值估计方法求得的解与机会约束的解越来越接近，但是求解效率也越来越低，尤其随机变量存在于不等式左侧的矩阵时。针对该类问题，求解方法主要集中在割平面算法（Ruszczyński[70]、Tanner[71]、Luedtke[66]、Qiu 等[72]，Xie 等[73]，Peng 等[74]）以及拉格朗日松弛算法（Watson 等[75]、Deng 等[76]、Ahmed 等[77]），但以上文献均没有特别研究机会约束中存在 0—1 整数决策变量的问题。Song 等[2]研究一类机会约束背包问题，基于离散的概率情景，提出了概率覆盖和局部有效不等式。本书考虑模型的双线性结构，提出了三类新颖的有效不等式，设计分支切割算法，并与 Song 等[2]方法进行了比较，验证了本书所提出的求解算法的有效性。

当不等式左侧的矩阵为随机变量时，机会约束问题比随机变量只存在于不等式右侧的机会约束问题更难求解（Tanner[71]）。Tanner[71]研究了不等式左侧矩阵为随机变量的机会约束问题，并使用了不可行的子问题结构生成了一类有效不等式。Luedtke[66]应用混合集不等式的生成方法得到了一类有效不等式，他们提出了分支切割分解算法来求解这类机会约束问题。Qiu 等[72]提出了一种大 - M 系数加强的迭代策略，这种系数加强的策略能有效减少算法的求解时间。van Ackooij 等[78]研究了一个一般化的

Benders 分解方法来求解机会约束问题。Liu 等[79]考虑了两阶段机会约束问题，并提出了一类新的 Benders 最优不等式。近年来，Xie 等[73]将混合不等式投影到初始的变量空间中得到了一类分位数不等式。

对于整数规划机会约束问题，这类问题求解难度往往更大，而当前针对该类问题的研究较少。Beraldi 等[80]将其转化为含有背包约束的整数规划问题。他们利用背包约束的可行解来划分问题的可行域，采用了分支定界算法进行求解。Song 等[81]研究了一个机会约束网络设计问题，并得到这类问题的有效不等式。Deng 等[76]考虑机会约束预约调度问题，提出了一个分解算法并结合一些加速策略进行模型求解。Wu 等[82]假设机会约束的概率可以计算，提出了一种精确算法来求解机会约束组合优化问题。对于随机变量服从离散分布的问题，他们提出了概率局部集覆盖问题的一类有效不等式。

2.2.2　凸估计方法

样本均值方法的缺陷是，随着样本数量的增加，问题的规模也变大，算法求解效率越来越低，算法的收敛性往往也受到一定限制。基于这种情况，一些学者提出了凸估计方法求解机会约束问题，具体包括 Bernstein 估计方法和 CVaR 估计方法等。当随机变量相互独立以及矩母函数可计算时，可以应用 Bernstein 估计方法求解机会约束，得到机会约束问题的近似解。然而，Bernstein 估计方法得到的最优解可能非常保守。Nemirovski 等[83]给出了机会约束问题的 Bernstein 估计模型，证明该估计是凸优化问题且易于求解。最后，他们还将机会约束的 Bernstein 估计模型拓展到分布式鲁棒机会约束优化的 Bernstein 估计模型。Ben - Tal 等[84]研究了机会约束鲁棒分类，以一定的高概率保证不确定数据点分类的正确性。他们应用 Bernstein 估计将机会约束问题松弛为凸二阶锥规划问题。Nemirovski[59]总结了机会约束的 Bernstein 估计。他们将 Bernstein 估计问题转化成易求解的等价形式，并说明在某些假设下，Bernstein 估计是凸的、下半连续的。CVaR 估计得到的解作为最接近机会约束问题解的凸估计方法，往往在计算上是不可行的且同样存在着解可能十分保守的问题。Hong 等[85]基于 CVaR 函数，重新构造了一个新的函数来估计机会约束。他们证明在某种渐进状态下，这种估计方法的解能较好地收敛到联合机会约束的 KKT 点，并提出了一种梯度蒙特卡罗方法求解该问题。Hong 等[86]研究了联合机会约束的 CVaR 估计，证明了估计与原联合机会约束的差异。为了克服这种差异，他们引入了序列凸估计方法，每次迭代求解一个类似于 CVaR 估计的问题。算例分析得到一个相较于 CVaR 估计更好的估计解。Ahmed 等[69]将机会约束模型写成 CVaR 估计形式，基于离散概率分布的假设，将其转化为线性优化问题。

2.3 分布式鲁棒优化与机会约束

2.3.1 分布式鲁棒优化

近年来，分布式鲁棒优化方法受到越来越多的关注，它在一定程度上整合了随机规划与鲁棒优化方法的优点，同时克服了鲁棒优化（更多细节参考经典教材 Ben－Tal 等[87]）的过于保守的缺陷。Van Parys 等[88]研究表明，分布式鲁棒优化模型的解往往都是最优的。分布式鲁棒优化将不确定参数作为随机变量，并且假设该不确定参数的概率分布属于一个不确定集合。两种最常见的不确定集合为基于矩的不确定集合（如 Bertsimas 等[89]、Delage 等[90]、Wiesemann 等[91]、Mehrotra 等[92]、Bansal 等[93]、Bertsimas 等[53]、Chen 等[94]）和基于统计距离的不确定集合（如 Ben－Tal 等[95]、Bayraksan 等[96]、Gao 等[97]、Jiang 等[98]、Esfahani 等[99]、Zhao 等[100]、Luo 等[101]、Luo 等[102]）。Delage 等[90]基于实际数据构建了随机变量概率分布的矩不确定集合，该矩不确定集合包括随机变量的期望和协方差的置信区间，基于优化理论将分布式鲁棒优化模型转化为一个半定规划问题并利用椭球算法进行求解。Goh 等[103]研究了带有随机变量的线性优化问题，期望存在于目标值和约束中，提出了一个模块化框架，获得了近似最优解，并证明该解比线性准则更有鲁棒性和灵活。Hu 等[104]研究了分布式鲁棒优化问题，该问题的不确定集合基于 Kullback－Leibler 散度构建。他们将该问题转化为易求解的凸优化问题。Ben－Tal 等[95]基于 ϕ 散度（如 Hellinger、Kullback－Leibler）构建随机变量的不确定集合，研究了分布式鲁棒优化线性问题，并证明了对于大多数集合而言，该问题是可行的，最后将其应用于资产定价和多产品报童问题。Wiesemann 等[91]研究了一个具有一般化不确定集合的分布式鲁棒优化模型，该不确定集合包含现有文献中研究的大多数不确定集合；在一定的条件下，他们将模型转化为计算可行的问题。Mehrotra 等[92]考虑随机变量联合分布的多阶矩信息，通过矩生成算法得到情景及对应概率的集合，设计了一个割平面算法进行求解并证明算法的收敛性。Mehrotra 等[105]研究了分布式鲁棒最小二乘问题，基于三类不确定集合，将问题转化成易求解的等价形式。Zhang 等[106]研究了两阶段分布式鲁棒优化批量问题，基于随机变量的均值和协方差矩阵，证明了鲁棒解可以通过求解一个混合整数二阶锥规划问题得到。Ardestani – Jaafari 等[107]考虑了一个分段线性求和的目标函数，基于一个多面体的不确定集合，提出了一种新的估计方法，并证明在一定条件下，该估计方法的最优解是问题的精确解。Shapiro[108]研究了一类分布式鲁棒优化问题，该问题的不确定集合在某种方式下接近一个已知的概率分布。Bertsimas 等[53]研究了两阶段分布式鲁棒优化模型，最小化最坏情况下的期望值；通过引入一个辅助随机变量，采用线性决策规则得到了模型的估计问题，并将其应用于在线预约调度问题。Esfahani 等[99]研究了一类基于 Wasserstein 距离的分布式鲁棒优化问题，证明基于 Wasserstein 距离的不确定集合以一定的置信水平包含随机变量正态概率分布，最后利用拉格朗日对偶理论等，将问题转化为一个易求解的等价问题。Hanasusanto 等[109]将 Wasserstein 不确定集合的两阶段分布式鲁棒优化转化为锥规划问题，当不确定集合包含一个以离散分布为中心的基于 2 范数的 Wasserstein 距离时，该问题等价于一个协正规划问题。Carlsson 等[110]建立了基于 Wasserstein 不确定集合的分布式鲁棒优化旅行商模型，并提出了一个用于找到最坏概率分布的有效算法。Zhao 等[100]提出了风险厌恶型两阶段随机优化问题，基于 Wasserstein 不确定集合，将问题转化为传统的两阶段鲁棒优化问题，证明了问题的收敛性并求解出最坏的概率分布。更多关于分布式鲁棒优化的研究，建议有兴趣的读者参考近期的综述论文[111]。

2.3.2　分布式鲁棒机会约束优化

分布式鲁棒机会约束优化考虑了机会约束中随机变量精准的概率分布未知，基于概率分布所属的不确定集合，考虑在最坏情况下满足系统的服务水平，得到具有鲁棒性的决策。对于分布式鲁棒机会约束优化问题，Ghaoui 等[112]基于随机变量的期望和协方差矩阵分布信息，将分布式鲁棒机会约束优化投资组合问题转化为二阶锥规划问题。Chen 等[113]总结了单个分布式鲁棒机会约束优化的估计方法，并将这些估计方法拓展到联合机会约束的问题。Yanıkoğlu 等[114]利用历史数据构建了一个概率分布的新的不确定集合。Zymler 等[115]假设随机变量的支撑集、一阶矩及二阶矩的信息已知，提出了以最坏情况下的 CVaR 方法近似估计分布式鲁棒机会约束优化问题。Hanasusanto 等[116]基于随机变量的矩信息和分布的结构信息，将分布式鲁棒机会约束优化问题转化为锥规划问题。Yang 等[117]研究了非线性分布式鲁棒优化模型，基于随机变量的均值和方差分布信息，在满足一定条件下，将模型转化易求解的等价形式。最终，他们建立了分布式鲁棒优化和鲁棒优化问题的等价联系。Hanasusanto 等[118]已知随机变量的矩信息和概率分布的结构，研究了分布式鲁棒机会约束优化问题，将机会约束问题转化为易求解的凸优化问题。Postek 等[119]基于随机变量的均值和平均绝对偏差等部分分布信息，得到了分布式鲁棒机会约束优化新的估计模型，该估计模型与已有的估计模型相比，质量和求解复杂度都有所提高。Jiang 等[120]利用 ϕ 散度来构建不确定集合，研究了一类数据驱动分布式鲁棒机会约束优化问题，证明了这类问题等价于一类传统的机会约束问题。Wasserstein 测度作为一类重要的统计距离，可以用来构建概率分布的不确定集合。当不确定集合的半径适当时，能以一定的置信水平保证该不确定集合包含随机变量真正的概率分布（Esfahani 等[99]）。因此，近年来一些学者开始研究基于 Wasserstein 不确定集合的分布式鲁棒机会约束优化问题（如 Chen 等[121]）。Duan 等[122]考虑了分布式鲁棒优化最优潮流问题，基于 Wasserstein 不确定集合，分析了问题的结构并得到了有效的求解方法。Xie[123]将 Wasserstein 不确定集合的分布式鲁棒机会约束优化问题转化为 CVaR 优化问题，并得到了外部和内部估计模型。Chen 等[121]研究了 Wasserstein 不确定集合的分布式鲁棒单一机会约束和随机变量只存在于不等式右侧的联合机会约束问题，并将这两类问题转化混合整数锥规划问题。Hota 等[124]得到了不同假设条件下基于 Wasserstein 不确定集合的分布式鲁棒机会约束优化的不同求解方法。Ji 等[125]基于 Wasserstein 不确定集合，利用凸对偶方法得到分布式鲁棒机会约束优化的对偶问题。当概率不确定时，得到了混合线性整数规划不等式来转化问题，当为连续的情况时，得到了混合整数二阶锥规划不等式来转化问题。

对于含有 0—1 二元变量的分布式鲁棒机会约束优化问题，Chen 等[126]考虑了分布式鲁棒优化二次背包问题：假设随机变量的一阶矩、二阶矩和支撑集已知，他们将该问题转化为半定规划问题。Deng 等[127]研究了分布式鲁棒机会约束优化手术室计划问题，基于 ϕ 散度构建不确定集合，并将其转化混合整数规划问题，利用分支定界分解算法进行求解。Zhang 等[128]研究了二元分布式鲁棒优化装箱问题，基于随机变量的均值和协方差矩阵，将问题转化为 0—1 二阶锥规划问题，并分析问题的结构得出了一类有效的不等式。Zhang 等[25]研究了随机和分布式鲁棒机会约束优化装箱问题并考虑箱容量决策，提出基于列生成的分支定价算法求解这两类问题。

2.4　国内外研究现状总结

从以上的研究现状可以得出，在传统手术计划与调度基础上，国外学者针对手术计划与调度问题已展开相对较多的研究，但模型和方法大多是确定的计划与调度模型和随机模型。然而在实际中，手术时间往往是不确定的，所以传统的模型存在一定的不足。随机模型和鲁棒模型用成本衡量手术室的加班成本，但在手术计划与调度中，由于手术加班涉及多方面的影响，包括护士和手术医生的偏好及工作量，患者的满意度和安全性，难以利用金钱成本精确地估量手术加班的中长期影响。机会约束以一定的概率保证系统的服务水平，降低手术室的加班风险，通过风险参数体现决策者的风险偏好，因此，部分学者利用机会约束研究该问题。但机会约束求解十分复杂，在一定程度上限制了机会约束在手术计划与调度问题中的应用。

机会约束为不确定性提供服务水平的概率保证，但也有一些局限：机会约束的定义域往往是非凸的，而求解非凸优化问题的最优解十分复杂，且很难找到全局最优解；机会约束涉及多维积分函数，尤其对于高维问题，计算难度较大；样本均值估计的方法为求解机会约束最常用的估计方法，但随着样本的增加，求解效率越来越低，而样本越多越接近最优解，这进一步增加了计算的复杂性。现有的文献较少研究存在 0—1 变量的机会约束，这更在一定程度上限制了决策范围。因此本书考虑了几类新的有效不等式，提高了模型的求解效率。分布式鲁棒机会约束优化将机会约束与分布式鲁棒优化的方法相结合，考虑最坏情况下控制系统违反的风险，保证系统的服务质量水平，基于不确定参数的概率分布集合，得到具有鲁棒性的最优决策方案。而现有的研究较少考虑基于离散情景的 Wasserstein 不确定集合的分布信息，而且基于设计高效的精确算法求解分布式鲁棒优化和分布式鲁棒机会约束优化问题的研究非常少，本书在一定程度上丰富了该领域的研究。

随机规划的预约调度一般依赖服务时间的概率分布已知，然而患者的就诊数据可能不能够准确地描述手术时间的概率分布。现有的研究为了降低模型求解的复杂性，大多假设服务时间是相互独立的。当连续多个手术依次进行时，会导致服务时间相互影响，因此忽略服务时间相关性的门诊预约调度和排程应用在医院实际运作中，可能产生较大偏差。预约系统的排程一直是研究的难点，部分学者只能采用启发式算法得到最优预约次序的近似解。因此，本书采用分布式鲁棒优化的方法研究预约调度和排程问题。

现阶段国内有关该课题的研究相对较少，前期研究主要以传统确定的和随机的手术计划与调度模型为主。近年来，部分学者借助鲁棒优化研究此问题，但以选择简单的不确定集合为主，基于分布式鲁棒优化和机会约束为基础的研究比较少。随着不确定优化方法理论的发展，机会约束已经越来越多运用到管理领域。鉴于此，本书将从方法、实际模型及求解算法创新角度，研究手术计划与调度和手术患者的预约调度与排程问题。

2.5 本章小结

本章首先从手术计划和手术预约调度与排程两个角度对现有的文献进行梳理和总结，然后从与其相关的主流研究方法——机会约束随机规划、分布式鲁棒优化与机会约束两个方面进行归纳总结，最后对现有研究成果进行分析，得到本书研究的主要内容，为后续章节模型的建立奠定基础。

第 3 章　手术室计划问题的机会约束随机规划模型与算法

3.1　引言

手术室计划问题一般包括择期手术和急诊手术。择期手术是指将手术等待名单上的患者分配到指定手术室；急诊手术是指急诊患者随机到达，需要优先进行手术。本章在战术层面上研究择期手术的计划问题。在手术室计划的确定模型中，所有的参数都是已知的，包括患者的手术时间，然而在实际中存在较多的不确定性，基于确定手术时间的手术计划往往会误导管理者，从而导致错误的决策。因此如何有效地处理这些不确定性成为研究的关键。本章考虑患者的手术时间是不确定的，将不确定参数当作随机变量，在不确定模型中引入机会约束，基于手术时间离散的概率情景，研究手术室开放和分配问题。

由于手术室的加班涉及多方面的影响，包括护士和手术医生的偏好及工作量，患者的满意度和安全性，用金钱成本准确地估量手术室加班的中长期影响是比较困难的。机会约束用来衡量在不确定情况下手术室加班时间的概率，以一定的概率保证手术的结束时间不超过手术室的开放时间，通过风险参数体现决策者的风险偏好，因此，本书利用机会约束随机规划来控制手术室的加班概率，以提高手术室的利用效率，控制手术室的加班风险，减少手术室的运营成本。

机会约束的理论及应用近年来得到了一定的发展，但由于机会约束的可行域通常是非凸的且涉及多元积分运算，所以其求解十分复杂，尤其是大规模优化问题，这在一定程度上限制了在运营管理领域的应用。因此本章提出的了三类有效不等式，结合分支切割算法进行模型求解，能显著提高模型的求解效率，尤其是大规模问题的求解能力。与本章研究最相近的是 Song 等[2]，他们研究了二元 0—1 机会约束背包问题，将问题转化概率覆盖问题，基于离散情景的假设，利用提升估计方法提出了概率覆盖不等式。他们还提出了大 - M 系数加强方法，得到了投影不等式和局部有效不等式。不同于 Song 等[2]的研究中仅考虑 0—1 覆盖问题，本章考虑存在多个机会约束的问题，提出了二元双线性等价形式，并研究该二元双线性问题结构得到三类有效不等式。

本章在 3.2 节介绍了基于机会约束的随机规划手术室计划模型，3.3 节提出了三类有效不等式，3.4 节介绍了分支切割算法结合有效不等式求解机会约束随机规划手术室计划模型，3.5 节给出了机会约束随机规划手术室计划模型的 CVaR 估计，3.6 节和 3.7 节分别讨论了算法的计算结果和本章的结论。

3.2 模型构建

3.2.1 问题描述

本章研究多服务台手术计划问题，假设同一个手术室同一时间只能进行一台手术，手术室可以为不同科室的手术患者服务；每天安排的患者人数固定，手术时间的离散的概率情景已知；不考虑急诊的手术患者。基于此，研究服务时间不确定下的手术计划问题，确定手术室的开放和分配策略。

相关的符号说明具体如下。

(1) 集合与参数

$I=\{1,\cdots,|I|\}$ 表示一个计划周期内手术的集合；

$J=\{1,\cdots,|J|\}$ 表示手术室的集合；

$\Omega=\{1,\cdots,N\}$ 表示情景的集合；

c_j^a 为手术 j 的开放成本；

c_{ij}^b 为手术 i 到手术室 j 的分配成本；

$\boldsymbol{\xi}=(\xi_1,\cdots,\xi_{|I|})^{\mathrm{T}}$ 为随机手术时长，联合概率分布为$\mathbb{P}$；

ξ_i^{ω} 为情景 ω 下手术 i 的手术时长；

概率向量 $(p_1,\cdots,p_N)^{\mathrm{T}}$ 表示联合概率分布$\mathbb{P}$，满足 $p_{\omega}\geqslant 0$ 以及 $\sum_{\omega\in\Omega}p_{\omega}=1$；

$\varepsilon\in[0,1]$为手术室加班的风险参数；

t_j 为手术室 j 的开放时长。

（2）决策变量

$x_j\in\{0,1\}$表示手术室 j 是否开放。$x_j=1$ 为开放手术室 j，否则 $x_j=0$；$y_{ij}\in\{0,1\}$表示手术 i 是否分配到手术室 j。

令 $\boldsymbol{x}=(x_1,\cdots,x_{|I|})^{\mathrm{T}}$，$\boldsymbol{y}_j=(y_{1j},\cdots,y_{|I|j})^{\mathrm{T}}$，$\boldsymbol{y}=(\boldsymbol{y}_1,\cdots,\boldsymbol{y}_{|J|})^{\mathrm{T}}$。

3.2.2　机会约束手术计划模型

由于手术时间是不确定的，手术计划为了减少手术室的加班时间，考虑每个手术室以至少 $1-\varepsilon_j$ 的概率保证手术室 j 手术结束的时间不超过手术室的开放时间，即

$$\mathbb{P}\left\{\sum_{i\in I}\xi_i y_{ij}\leqslant t_j\right\}\geqslant 1-\varepsilon_j,\quad \forall j\in J$$

为了能够更清楚简洁地阐述本章节提出的不等式和算法，在接下来的研究中假设约束违反的概率 $\varepsilon_j=\varepsilon$，$\forall j\in J$。同时，应保证开放的手术室能安排手术患者且每个手术患者只安排进一个手术室。基于此，建立机会约束随机规划手术计划模型为

(CBP)
$$\underset{\boldsymbol{x},\boldsymbol{y}}{\text{minimize}}\sum_{j\in J}c_j^a x_j+\sum_{i\in I}\sum_{j\in J}c_{ij}^b y_{ij} \tag{3-1a}$$

$$\text{s. t. } y_{ij}\leqslant x_j,\quad \forall i\in I,\ j\in J \tag{3-1b}$$

$$\sum_{j\in J}y_{ij}=1,\quad \forall i\in I \tag{3-1c}$$

$$\mathbb{P}\left\{\sum_{i\in I}\xi_i y_{ij}\leqslant t_j\right\}\geqslant 1-\varepsilon,\quad \forall j\in J \tag{3-1d}$$

$$x_j\in\{0,1\},\ y_{ij}\in\{0,1\},\quad \forall i\in I,\ j\in J \tag{3-1e}$$

目标（3-1a）为最小化手术室的开放成本和手术到手术室的分配成本。约束（3-1b）保证手术 i 可以分配到手术室 j，如果手术室 j 开放。约束

(3－1c) 表示每个手术只能分配给一个手术室。约束 (3－1d) 以 $1-\varepsilon$ 的概率保证所有手术的完成时间不超过该手术室的开放时长。约束 (3－1e) 定义了二元变量 x_j 和 y_{ij}。考虑一个特殊的情形即所有的 c_j^a 相等，$c_{ij}^b=0$，$\forall i\in I,\ j\in J$, 则这个问题变成了最小化手术室的开放个数。

3.2.3 二元整数规划模型

在本节中，首先将 (CBP) 转化为二元整数规划，基于 Song 等[2]的研究，介绍了大－M 系数加强方法。接着，应用 Luedtke[66]中的方法，得到了一类有效不等式。

为了转化机会约束，本章引入一个二元变量 z_j^w，表示手术室 j 在情景 ω 下是否加班，即

$$z_j^\omega = \begin{cases} 1, & \text{如果} \sum_{i\in I}\xi_i^\omega y_{ij} \leqslant t_j \\ 0, & \text{其他} \end{cases}$$

若 $z_j^\omega=1$，保证 $\sum_{i\in I}\xi_i^\omega y_{ij}\leqslant t_j$。否则，约束 $\sum_{i\in I}\xi_i^\omega y_{ij}\leqslant t_j$ 可能不成立。不失一般性，本章假设 $\xi_i^\omega < t_j$，$\forall i\in I,\ j\in J,\ \omega\in\Omega$。对于 $j\in J$，令 $\boldsymbol{z}_j=(z_j^1,\cdots,z_j^N)^{\mathrm{T}}$，$\boldsymbol{z}=(\boldsymbol{z}_1,\cdots,\boldsymbol{z}_{|J|})^{\mathrm{T}}$。

应用大－M 方法，机会约束 (3－1d) 转化为

$$\sum_{i\in I}\xi_i^\omega y_{ij} + (M_j^\omega - t_j)z_j^\omega \leqslant M_j^\omega,\quad \forall j\in J,\omega\in\Omega \tag{3－2a}$$

$$\sum_{\omega\in\Omega} p_\omega z_j^\omega \geqslant 1-\varepsilon,\quad \forall j\in J \tag{3－2b}$$

其中，M_j^ω 为一个足够大的常数，当 $z_j^\omega=0$ 时，M_j^ω 能够保证约束 (3－2a) 成立。一个保守的取值可令 $M_j^\omega=\sum_{i\in I}\xi_i^\omega$。由于 M 保守的取值对变量 y 的可行域进行了松弛处理，将导致一个比较弱的约束条件，尤其当情景较多时，需要更长的模型求解时间。

给定 $j\in J,\ \omega\in\Omega$，令

$$M_j^\omega \geqslant \bar{M}_j^\omega = \underset{\boldsymbol{y}_j}{\text{maximize}}\left\{\sum_{i\in I}\xi_i^\omega y_{ij}\,\middle|\,\mathbb{P}\left\{\sum_{i\in I}\xi_i y_{ij}\leqslant t_j\right\}\geqslant 1-\varepsilon,\ \boldsymbol{y}_j\in\{0,1\}^{|I|}\right\} \tag{3－3}$$

接下来，基于 Song 等[2] 和 Qiu 等[72] 的研究，首先介绍一种大 - M 系数加强方法，接着应用 Luedtke[66] 中的方法，得到一类有效不等式。

系数加强方法（Coefficient Strengthening Procedure）：给定 $j \in J$ 及 $\omega \in \Omega$，对于任意的 $k \in \Omega$，令

$$m_j^{\omega}(k) = \underset{\boldsymbol{y}_j}{\text{maximize}} \left\{ \sum_{i \in I} \xi_i^{\omega} y_{ij} \;\middle|\; \sum_{i \in I} \xi_i^k y_{ij} \leqslant t_j,\ \boldsymbol{y}_j \in \{0, 1\}^{|I|} \right\} \quad (3-4)$$

对 $m_j^{\omega}(k)$ 进行排序使得 $m_j^{\omega}(k_1) \leqslant \cdots \leqslant m_j^{\omega}(k_N)$。下面的命题给出 $\bar{M}_j^{\omega}$ 的一个上界值。

命题 3.1 给定 $j \in J$ 及 $\omega \in \Omega$，$m_j^{\omega}(k_{q+1})$ 为 $\bar{M}_j^{\omega}$ 的一个上界值，其中 $q = \max\left\{ l : \sum_{j=1}^{l} p_{k_j} \leqslant \varepsilon \right\}$。进一步，(3 - 2a) 等价于

$$\sum_{i \in I} \xi_i^{\omega} y_{ij} + m_j^{\omega}(k_{q+1})(z_j^{\omega} - 1) \leqslant m_j^{\omega}(\omega) z_j^{\omega} \quad (3-5)$$

因此，(CBP) 转化为二元整数规划问题 (3 - 6)：

$$(\text{IP}) \quad \underset{\boldsymbol{x},\boldsymbol{y},\boldsymbol{z}}{\text{minimize}} \sum_{j \in J} c_j^a x_j + \sum_{i \in I} \sum_{j \in J} c_{ij}^b y_{ij} \quad (3-6a)$$

$$\text{s. t. } (3-1b),\ (3-1c),\ (3-1e),\ (3-2b),\ (3-5)$$

$$z_j^{\omega} \in \{0, 1\} \quad \forall j \in J, \omega \in \Omega \quad (3-6b)$$

证明： 令 $\boldsymbol{y}_j^*$ 为问题 (3 - 3) 的最优解。则至少存在一个 $k' \in \{k_1, \cdots, k_{q+1}\}$ 使得 $\sum_{i \in I} \xi_i^{k'} y_{ij}^* \leqslant t_j$ 成立。否则，$\sum_{i \in I} \xi_i^k y_{ij}^* > t_j$，对于任意的 $k \in \{k_1, \cdots, k_{q+1}\}$。由于 $\sum_{j=1}^{q+1} p_{k_j} > \varepsilon$，$\mathbb{P}\left\{ \sum_{i \in I} \xi_i y_{ij}^* \leqslant t_j \right\} \geqslant 1 - \varepsilon$ 不成立。这是一个矛盾。因此，当 $k = k'$ 时，$\boldsymbol{y}_j^*$ 是问题 (3 - 4) 的一个可行解。所以 $m_j^{\omega}(k_{q+1}) \geqslant m_j^{\omega}(k') \geqslant \sum_{i \in I} \xi_i^{\omega} y_{ij}^* = \bar{M}_j^{\omega}$。由此可知，$m_j^{\omega}(k_{q+1})$ 是 $\bar{M}_j^{\omega}$ 的一个上界。

基于 $m_j^{\omega}(\omega)$ 的定义，则 $\sum_{i \in I} \xi_i^{\omega} y_{ij} \leqslant m_j^{\omega}(\omega)$ 成立。令 $M_j^{\omega} = m_j^{\omega}(k_{q+1})$，将 t_j 替换为 $m_j^{\omega}(\omega)$，约束 (3 - 2a) 等价于 (3 - 5)。因此，(CBP) 转化为二元整数规划问题 (3 - 6)。

问题 (3 - 4) 可能需要较长的求解时间，这是由于随着 $|J|$ 和 N 的增长，问题 (3 - 4) 的个数将显著增加。给定 $i \in I$，$\omega \in \Omega$，如果 ξ_i^{ω} 是正整数，动态规划是求解问题 (3 - 4) 的一个有效方法。

混合集不等式（Mixing Set Inequalities）：混合集不等式最初由 Atamtürk 等[129]和 Günlük 等[130]提出。近年来，Luedtke 等[64][66]将其应用于机会约束的混合整数规划问题中。利用 Luedtke[66]中的方法，命题 3.2 得到（CBP）的混合集有效不等式（3－7）。如果对于某个集合的每个元素不等式都是成立的，则该不等式称为这个集合的有效不等式。

命题 3.2 给定 $j \in J$ 及 $\omega \in \Omega$，令 $\tau = \{\tau_1, \cdots, \tau_l\} \subseteq \{k_1, \cdots, k_q\}$ 满足 $m_j^{\omega}(\tau_1) \leqslant \cdots \leqslant m_j^{\omega}(\tau_l)$。则不等式

$$\sum_{i \in I} \xi_i^{\omega} y_{ij} + \sum_{n=1}^{l} (m_j^{\omega}(\tau_{n+1}) - m_j^{\omega}(\tau_n)) z_j^{\tau_n} \leqslant m_j^{\omega}(k_{q+1}) \tag{3-7}$$

是（CBP）的有效不等式，其中 $m_j^{\omega}(\tau_{l+1}) = m_j^{\omega}(k_{q+1})$。

证明：为了证明不等式（3－7）是（CBP）的有效不等式，令（$\boldsymbol{y}_j$，z_j^{ω}）为（CBP）的可行解，及 $n^* = \min\{n \in \{1, \cdots, l\} : z_j^{\tau_n} = 1\}$。则 $\sum_{i \in I} \xi_i^{\tau_{n^*}} y_{ij} \leqslant t_j$ 及 $z_j^{\tau_n} = 0$，对于任意的 $n \in \{1, \cdots, n^* - 1\}$。由此可得，当 $k = \tau_{n^*}$ 时，$\boldsymbol{y}_j$ 是问题（3－4）的可行解，所以 $\sum_{i \in I} \xi_i^{\omega} y_{ij} \leqslant m_j^{\omega}(\tau_{n^*})$。因此，

$$\sum_{i \in I} \xi_i^{\omega} y_{ij} + \sum_{n=1}^{l} (m_j^{\omega}(\tau_{n+1}) - m_j^{\omega}(\tau_n)) z_j^{\tau_n} \leqslant m_j^{\omega}(\tau_{n^*}) + \sum_{n=n^*}^{l} (m_j^{\omega}(\tau_{n+1}) - m_j^{\omega}(\tau_n)) z_j^{\tau_n} \leqslant m_j^{\omega}(\tau_{n^*}) + \sum_{n=n^*}^{l} (m_j^{\omega}(\tau_{n+1}) - m_j^{\omega}(\tau_n)) = m_j^{\omega}(k_{q+1})$$

综上所述，（3－7）是（CBP）的有效不等式。

3.2.4 二元双线性整数规划模型

在 3.2.3 节中，通过大－M 方法来保证约束（3－2a）成立，从而得到问题（IP）。本节提出一个（CBP）的二元双线性整数规划模型。令二元变量 z_j^{ω} 同 3.2.3 节中的定义一致，考虑问题（3－8）：

$$\text{(BIP)} \qquad \underset{\boldsymbol{x},\boldsymbol{y},\boldsymbol{z}}{\text{minimize}} \sum_{j \in J} c_j^a x_j + \sum_{i \in I} \sum_{j \in J} c_{ij}^b y_{ij} \tag{3.8a}$$

$$\text{s. t.} \ (3-1\text{b}), (3-1\text{c}), (3-1\text{e}), (3-2\text{b}), (3-6\text{b})$$

$$\sum_{i \in I} \xi_i^{\omega} y_{ij} z_j^{\omega} \leqslant m_j^{\omega}(\omega) z_j^{\omega}, \quad \forall j \in J, \omega \in \Omega \tag{3.8b}$$

下面的命题 3.3 给出了（BIP）和（IP）的等价性。

命题3.3　令（$\boldsymbol{x}^*$，$\boldsymbol{y}^*$）为（CBP）的最优解。则存在$\boldsymbol{z}^*$使得（$\boldsymbol{x}^*$，$\boldsymbol{y}^*$，$\boldsymbol{z}^*$）为（BIP）的最优解。相反地，如果（$\boldsymbol{x}^*$，$\boldsymbol{y}^*$，$\boldsymbol{z}^*$）是（BIP）的最优解，则（$\boldsymbol{x}^*$，$\boldsymbol{y}^*$）是（CBP）的最优解。

证明：首先证明（$\boldsymbol{x}^*$，$\boldsymbol{y}^*$，$\boldsymbol{z}^*$）是（BIP）的最优解。根据约束（3－1d），$\sum_{\omega \in \Omega} p_\omega \mathbf{1}\left\{ \sum_{i \in I} \xi_i^\omega y_{ij}^* \leqslant t_j \right\} \geqslant 1 - \varepsilon$，其中$\mathbf{1}\{\cdot\}$为示性函数，如果$\{\cdot\}$里的条件满足，则值等于1，否则为0。由于$\mathbf{1}\left\{ \sum_{i \in I} \xi_i^\omega y_{ij}^* \leqslant t_j \right\} = z_j^{\omega *}$，$z_j^{\omega *}$满足约束（3－2b）基于$m_j^\omega(\omega)$的定义。因此，$z_j^{\omega *}$满足约束（3－2b）和（3－8b），证得（$\boldsymbol{x}^*$，$\boldsymbol{y}^*$，$\boldsymbol{z}^*$）是（BIP）的可行解。

假设（$\hat{\boldsymbol{x}}$，$\hat{\boldsymbol{y}}$，$\hat{\boldsymbol{z}}$）是（BIP）的最优解。接下来证明（$\hat{\boldsymbol{x}}$，$\hat{\boldsymbol{y}}$）是（CBP）的可行解。当$\hat{z}_j^\omega = 1$时，$\sum_{i \in I} \xi_i^\omega \hat{y}_{ij} \leqslant m_j^\omega(\omega)$。因此，约束（3－2b）意味着$\mathbb{P}\left\{ \sum_{i \in I} \xi_i \hat{y}_{ij} \leqslant t_j \right\} \geqslant 1 - \varepsilon$。则（$\hat{\boldsymbol{x}}$，$\hat{\boldsymbol{y}}$）也是（CBP）的一个可行解。由于（$\hat{\boldsymbol{x}}^*$，$\hat{\boldsymbol{y}}^*$）是（CBP）的最优解，则$\sum_{j \in J} c_j^a \hat{x}_j + \sum_{i \in I} \sum_{j \in J} c_{ij}^b \hat{y}_{ij} \geqslant \sum_{j \in J} c_j^a x_j^* + \sum_{i \in I} \sum_{j \in J} c_{ij}^b y_{ij}^*$。因此，（$\boldsymbol{x}^*$，$\boldsymbol{y}^*$，$\boldsymbol{z}^*$）是（BIP）的最优解。相应地，如果（$\boldsymbol{x}^*$，$\boldsymbol{y}^*$，$\boldsymbol{z}^*$）是（BIP）的最优解，因此（$\boldsymbol{x}^*$，$\boldsymbol{y}^*$，$\boldsymbol{z}^*$）是（CBP）的最优解。

令（RIP）和（RBIP）分别为（IP）和（BIP）的松弛问题，该问题松弛了$\boldsymbol{x}$，$\boldsymbol{y}$，和$\boldsymbol{z}$的整数限制。令（RIP）和（RBIP）的可行域为X_{RIP}和X_{RBIP}。下面的命题给出了（RIP）和（RBIP）的关系。

命题3.4　$X_{\text{RBIP}} \subseteq X_{\text{RIP}}$

证明：令（$\boldsymbol{x}$，$\boldsymbol{y}$，$\boldsymbol{z}$）$\in X_{\text{RBIP}}$，则有

$$
\begin{aligned}
&\sum_{i \in I} \xi_i^\omega y_{ij} z_j^\omega - \sum_{i \in I} \xi_i^\omega y_{ij} - m_j^\omega(k_{q+1})(z_j^\omega - 1) \\
&= (z_j^\omega - 1)\left(\sum_{i \in I} \xi_i^\omega y_{ij} - m_j^\omega(k_{q+1}) \right) \geqslant 0
\end{aligned}
$$

因此，下面的不等式成立

$$
\sum_{i \in I} \xi_i^\omega y_{ij} + m_j^\omega(k_{q+1})(z_j^\omega - 1) \leqslant \sum_{i \in I} \xi_i^\omega y_{ij} z_j^\omega \leqslant m_j^\omega(\omega) z_j^\omega
$$

所以，（$\boldsymbol{x}$，$\boldsymbol{y}$，$\boldsymbol{z}$）$\in X_{\text{RIP}}$，证得$X_{\text{RBIP}} \subseteq X_{\text{RIP}}$。

命题3.4表明（BIP）提供了比大－M系数加强方法更强的松弛问

题，因此，接下来本章将探索二元双线性整数规划的结构，提出几类有效不等式。

3.3 有效不等式

本节展示如何通过使用二元双线性整数规划问题（3.2.4 节）得到（CBP）的有效不等式。本节的研究基于一个二元双线性背包集合。

3.3.1 二元双线性背包集合的有效不等式

在本节中，假设 $j \in J$，$\omega \in \Omega$ 固定。考虑下面二元双线性背包集合：

$$F_{j\omega} = \left\{ (\boldsymbol{y}_j, z_j^{\omega}) \in \{0,1\}^{|I|} \times \{0,1\} \,\middle|\, \sum_{i \in I} \xi_i^{\omega} y_{ij} z_j^{\omega} \leqslant m_j^{\omega}(\omega) z_j^{\omega} \right\}$$

本章使用 conv(·)表示一个集合的凸包。易知 conv($F_{j\omega}$)的有效不等式同时也是（CBP）的有效不等式。本节提出一种二元双线性提升方法来生成集合 conv($F_{j\omega}$)的有效不等式。具体地，本节提出了两种类型的有效不等式：第一种类型的不等式利用覆盖不等式（Lifted Cover Inequalities）的一般形式得到；第二种类型的不等式利用团不等式（Clique Inequalities）作为初始不等式，计算变量 z_j^{ω} 的系数。

覆盖不等式：提升技术是生成二元线性背包问题有效不等式的一种常见方法（见 Zemel[131]、Gu 等[132][133]），本节将此技术拓展到二元双线性背包集合 $F_{j\omega}$。首先考虑一个 0—1 背包约束 $\sum_{i \in I} \xi_i^{\omega} y_{ij} \leqslant m_j^{\omega}(\omega)$ 。

令 $Q_{j\omega} = \left\{ \boldsymbol{y}_j \in \{0,1\}^{|I|} \,\middle|\, \sum_{i \in I} \xi_i^{\omega} y_{ij} \leqslant m_j^{\omega}(\omega) \right\}$ 。当 $z_j^{\omega} = 1$ 时，集合 $F_{j\omega}$ 变成集合 $Q_{j\omega}$。如果 $\sum_{i \in C} \xi_i^{\omega} > m_j^{\omega}(\omega)$ ，$C \subseteq I$ 称为覆盖集合，C 是最小覆盖集合。如果 C 的所有子集都不是覆盖集合，由覆盖集合的定义易知覆盖不等式 $\sum_{i \in C} y_{ij} \leqslant |C| - 1$ 是 conv($Q_{j\omega}$)的有效不等式。当覆盖集合最小时，可以得到一个更有效的覆盖不等式。本文假设 C 为一个最小覆盖集合。不等式 $\sum_{i \in C} y_{ij} \leqslant |C| - 1$ 只是关于变量 y_{ij}，$\forall i \in C$ 的不等式，其他变量的系数如下所示。

$$\sum_{i \in C} y_{ij} + \sum_{i \in I \setminus C} \alpha_i y_{ij} \leqslant |C| - 1 \tag{3-9}$$

接下来，基于 Zemel[131]，利用提升方法依次计算系数 α_i。令 $\boldsymbol{\pi} = \{\pi_1, \cdots, \pi_{|I \setminus C|}\}$ 为集合 $I \setminus C$ 的一个序列。对于 $k = 1, \cdots, |I \setminus C|$，令

$$\mathrm{obj}_{\pi_k}: = \underset{y_j}{\text{maximize}} \sum_{i \in C} y_{ij} + \sum_{i = \pi_1}^{\pi_{k-1}} \alpha_i y_{ij}$$

$$\text{s.t.} \sum_{i \in C} \xi_i^{\omega} y_{ij} + \sum_{i = \pi_1}^{\pi_{k-1}} \xi_i^{\omega} y_{ij} \leqslant m_j^{\omega}(\omega) - \xi_{\pi_k}^{\omega},$$

$$y_{ij} \in \{0,1\}, \; i \in C \cup \{\pi_1, \cdots, \pi_{k-1}\}$$

下面的结果显示不等式（3-9）为 $\mathrm{conv}(Q_{j\omega})$ 的小平面定义的不等式（Facet-Defining Inequalities）。在给出下面的结果之前，先给出小平面定义的不等式的概念。在整数规划中，对于整数多胞形 P，$\{\boldsymbol{x} \in P: \boldsymbol{a}^{\mathrm{T}} \boldsymbol{x} \leqslant \boldsymbol{b}\}$ 称为多胞形 P 的一个小平面，则不等式 $\boldsymbol{a}^{\mathrm{T}} \boldsymbol{x} \leqslant \boldsymbol{b}$ 称为小平面定义的不等式。

引理 3.1　（Padberg[134]），对于 $k = 1, \cdots, |I \setminus C|$，令 $\alpha_{\pi_k} = |C| - 1 - \mathrm{obj}_{\pi_k}$。不等式（3-9）是 $\mathrm{conv}(Q_{j\omega})$ 的小平面定义的不等式。

$\mathrm{conv}(Q_{j\omega})$ 的小平面定义的不等式可以拓展到 $\mathrm{conv}(F_{j\omega})$ 的小平面定义的不等式。

命题 3.5　不等式

$$\sum_{i \in C} y_{ij} + z_j^{\omega} \leqslant |C| \tag{3-10}$$

是 $\mathrm{conv}(F_{j\omega})$ 的有效不等式。

证明： 当 $z_j^{\omega} = 1$ 和 $z_j^{\omega} = 0$ 时，易知不等式（3-10）是 $\mathrm{conv}(F_{j\omega})$ 的有效不等式。

定理 3.1　不等式

$$\sum_{i \in C} y_{ij} + \sum_{i \in I \setminus C} \alpha_i y_{ij} + \gamma(z_j^{\omega} - 1) \leqslant |C| - 1 \tag{3-11}$$

是 $\mathrm{conv}(F_{j\omega})$ 的小平面定义的不等式，其中 $\gamma = \sum_{i \in I \setminus C} \alpha_i + 1$。

证明： 令

$$\gamma = \underset{y_j}{\text{maximize}} \sum_{i \in C} y_{ij} + \sum_{i \in I \setminus C} \alpha_i y_{ij} - |C| + 1$$

$$\text{s.t.} \; y_{ij} \in \{0,1\}, \quad \forall i \in I$$

得到 $\gamma = \sum_{i \in I \setminus C} \alpha_i + 1$。因此，当 $z_j^{\omega} = 0$ 时，不等式（3-11）是 $\mathrm{conv}(F_{j\omega})$ 的有

效不等式。由于不等式（3-9）的有效性，当 $z_j^{\omega}=1$ 时，不等式（3-11）是 $\mathrm{conv}(F_{j\omega})$ 的有效不等式。

当 $z_j^{\omega}=1$ 时，存在 n 个可行点 $\boldsymbol{y}_j$ 是仿射独立的并且在不等式（3-11）等号处满足。当 $z_j^{\omega}=0$ 时，令 $\boldsymbol{y}_j=\mathbf{1}_{|I|}$，其中 $\mathbf{1}_{|I|}$ 是一个所有元素值为 1 的 $1\times|I|$ 向量。因此，这 $|I|+1$ 个可行点是仿射独立的并且在不等式（3-11）的等号处满足。因此，（3-11）是 $\mathrm{conv}(F_{j\omega})$ 的小平面定义的不等式。

在上述计算 γ 的过程中，如果使用（CBP）中其他的约束来限制 $\boldsymbol{y}_j$ 的可行域，则将得到一个更小的 γ。下面的定理利用约束（3-1d）来限制变量 $\boldsymbol{y}_j$ 的可行域，得到一个更小的 γ 的值。

定理 3.2 对于 $k\in\Omega\backslash\{\omega\}$，令

$$\delta_k = \underset{y_j\in\{0,1\}^{|I|}}{\text{maximize}} \sum_{i\in C} y_{ij} + \sum_{i\in I\backslash C}\alpha_i y_{ij} - |C| + 1 \tag{3-12a}$$

$$\text{s. t. } \sum_{i\in I}\xi_i^k y_{ij} \leqslant m_j^k(k) \tag{3-12b}$$

对 δ_k 进行排序使得 $\delta_{k_1}\leqslant\cdots\leqslant\delta_{k_{N-1}}$。$q$ 的定义同命题 3.1 一致，则当 $\gamma=\delta_{k_{q+1}}$ 时，不等式（3-11）是（CBP）的有效不等式。

证明：在（CBP）中，$\boldsymbol{y}$ 满足约束（3-1d），如果

$$\gamma = \underset{y_j,z_j^{\omega}}{\text{maximize}} \frac{\sum_{i\in C} y_{ij} + \sum_{i\in I\backslash C}\alpha_i y_{ij} - |C| + 1}{1-z_j^{\omega}} \tag{3-13a}$$

$$\text{s. t. } (\boldsymbol{y}_j, z_j^{\omega})\in F_{j\omega},\ z_j^{\omega}=0 \tag{3-13b}$$

$$\mathbb{P}\left\{\sum_{i\in I}\xi_i y_{ij}\leqslant t_j\right\}\geqslant 1-\varepsilon \tag{3-13c}$$

不等式（3-11）是（CBP）的有效不等式。由于 $z_j^{\omega}=0$，（3-13）等价于

$$\gamma = \underset{y_j\in\{0,1\}^{|I|}}{\text{maximize}} \sum_{i\in C} y_{ij} + \sum_{i\in I\backslash C}\alpha_i y_{ij} - |C| + 1 \tag{3-14a}$$

$$\text{s. t. } \sum_{k\in\Omega\backslash\{\omega\}} p_k \mathbf{1}\left\{\sum_{i\in I}\xi_i^k y_{ij}\leqslant t\right\}\geqslant 1-\varepsilon \tag{3-14b}$$

令 $\boldsymbol{y}_j^*$ 为问题（3-14）的最优解。因此，存在至少一个 $k'\in\{k_1,\cdots,k_{q+1}\}$ 满足 $\sum_{i\in I}\xi_i^{k'}y_{ij}^*\leqslant t_j$，否则，$\boldsymbol{y}_j^*$ 不满足约束（3-14b）。这是一个矛盾。所以，当 $k=k'$ 时，$\boldsymbol{y}_j^*$ 是问题（3-12）的可行解。因此，$\delta_{k_{q+1}}\geqslant\delta_{k'}\geqslant\gamma$，并且当 $\gamma=\delta_{k_{q+1}}$ 时，不等式（3-11）是（CBP）的有效不等式。

一般化覆盖不等式：如 Gu 等[132]所述，二元线性背包问题的一般化覆

盖不等式的形式如下：

$$\sum_{i\in C\backslash D} y_{ij} + \sum_{i\in I\backslash C}\alpha_i y_{ij} + \sum_{i\in D}\beta_i y_{ij} \leqslant |C\backslash D| + \sum_{i\in D}\beta_i - 1 \qquad (3-15)$$

其中集合 $D\subseteq C$。系数 α 和 β 的计算分别称为向上提升和向下提升。当 $D=\varnothing$ 时，不等式（3－15）同不等式（3－9）相等。Gu 等[132]指出使用该一般化覆盖不等式，分支切割算法的求解效率更高。

以下的序列问题可以用来求解向下提升的系数。令 $\kappa=\{\kappa_1,\cdots,\kappa_{|D|}\}$ 为集合 D 的一个序列。对于 $k=1,\cdots,|D|$，令

$$\mathrm{obj}_{\kappa_k} = \underset{y_j\in\{0,1\}^{|I|}}{\text{maximize}} \quad \sum_{i\in C\backslash D} y_{ij} + \sum_{i\in I\backslash C}\alpha_i y_{ij} + \sum_{i=\kappa_1}^{\kappa_{k-1}}\beta_i y_{ij}$$

$$\text{s. t.} \quad \sum_{i\in I}\xi_i^{\omega} y_{ij} \leqslant m_j^{\omega}(\omega)$$

$$y_{\kappa_k j} = 0,\ y_{ij} = 1,\ i\in\{\kappa_{k+1},\cdots,\kappa_{|D|}\}$$

引理 3.2　（Gu 等[132]）对于 $k=1,\cdots,|D|$，令 $\beta_{\kappa_k} = \mathrm{obj}_{\kappa_k} - \sum_{i=\kappa_1}^{\kappa_{k-1}}\beta_i - |C\backslash D| + 1$。则不等式（3－15）为 $\mathrm{conv}(Q_{j\omega})$ 的小平面定义的有效不等式。

接下来，考虑 $\mathrm{conv}(F_{j\omega})$ 的一般化覆盖不等式。

定理 3.3　一般化覆盖不等式

$$\sum_{i\in C\backslash D} y_{ij} + \sum_{i\in I\backslash C}\alpha_i y_{ij} + \sum_{i\in D}\beta_i y_{ij} + \gamma(z_j^{\omega}-1) \leqslant |C\backslash D| + \sum_{i\in D}\beta_i - 1 \qquad (3-16)$$

是 $\mathrm{conv}(F_{j\omega})$ 的小平面定义的有效不等式，其中 $\gamma = \sum_{i\in I\backslash C}\alpha_i + 1$。

证明： 首先证明不等式（3－16）是 $\mathrm{conv}(F_{j\omega})$ 的有效不等式。当 $z_j^{\omega}=1$ 时，基于不等式（3－15）的有效性，不等式（3－16）对 $\mathrm{conv}(F_{j\omega})$ 是有效的。当 $z_j^{\omega}=0$ 时，由于 $\gamma = \underset{y_j\in\{0,1\}^{|I|}}{\text{maximize}} \sum_{i\in C\backslash D} y_{ij} + \sum_{i\in I\backslash C}\alpha_i y_{ij} + \sum_{i\in D}\beta_i y_{ij} - |C\backslash D| - \sum_{i\in D}\beta_i + 1 = \sum_{i\in I\backslash C}\alpha_i + 1$，表明（3－16）是 $\mathrm{conv}(F_{j\omega})$ 的有效不等式。

当 $z_j^{\omega}=1$ 时，由于不等式（3－15）是小平面定义的，则存在 $|I|$ 个关于变量 $\boldsymbol{y}_j$ 的可行点，这些可行点是仿射独立的且在等号处满足不等式。同理，当 $z_j^{\omega}=0$ 时，令 $\boldsymbol{y}_j=\mathbf{1}_{|I|}$，其中 $\mathbf{1}_{|I|}$ 是元素全为 1 的向量。因此，这 $|I|+1$ 个可行点是仿射独立的且在不等式（3－16）的等号处满足。因此，不等式（3－16）是 $\mathrm{conv}(F_{j\omega})$ 小平面定义的不等式。

类似地，通过 γ 的系数加强过程得到如下定理。

定理 3.4　对于 $k \in \Omega\{\omega\}$，令

$$\delta_k^1 = \underset{y_j \in \{0,1\}^{|I|}}{\text{maximize}} \sum_{i \in C \backslash D} y_{ij} + \sum_{i \in I \backslash C} \alpha_i y_{ij} + \sum_{i \in D} \beta_i y_{ij} - |C \backslash D| - \sum_{i \in D} \beta_i + 1$$

$$\text{s. t.} \sum_{i \in I} \xi_i^k y_{ij} \leqslant m_j^k(k)$$

对 δ_k^1 进行排序，满足 $\delta_{k_1}^1 \leqslant \cdots \leqslant \delta_{k_{N-1}}^1$。$q$ 同命题 3.1 中的定义相同，则 $\delta_{k_{q+1}}^1$ 是 γ 的上界，且不等式（3 - 16）是（CBP）的有效不等式，当 $\gamma = \delta_{k_{q+1}}^1$ 时。

证明：令

$$\gamma = \underset{y_j \in \{0,1\}^{|I|}}{\text{maximize}} \sum_{i \in C \backslash D} y_{ij} + \sum_{i \in I \backslash C} \alpha_i y_{ij} + \sum_{i \in D} \beta_i y_{ij} - |C \backslash D| - \sum_{i \in D} \beta_i + 1 \tag{3-17a}$$

$$\text{s. t.} \sum_{k \in \Omega \backslash \{\omega\}} p_k \mathbf{1}\left\{ \sum_{i \in I} \xi_i^k y_{ij} \leqslant t \right\} \geqslant 1 - \varepsilon \tag{3-17b}$$

则不等式（3 - 16）对 $\text{conv}(F_{j\omega})$ 是有效的。

令 $\boldsymbol{y}_j^*$ 为问题（3 - 17）的最优解，则至少存在一个 $k' \in \{k_1, \cdots, k_{q+1}\} \subseteq \{\Omega \backslash \{\omega\}\}$ 使得 $\sum_{i \in I} \xi_i^{k'} y_{ij}^* \leqslant t_j$。因此，$\boldsymbol{y}_j^*$ 是 $\delta_{k'}^1$ 的可行解。最终可得 $\delta_{k_{q+1}}^1 \geqslant \delta_{k'}^1 \geqslant \gamma$。因此当 $\gamma = \delta_{k_{q+1}}^1$ 时，不等式（3 - 16）是（CBP）的有效不等式。

由于有效不等式（3 - 16）为一类指数级增长的不等式，在分支切割算法求解中，为了添加有效不等式应求解相应的分离问题。分离问题是指验证是否存在一个有效不等式，使得松弛问题的最优解（$\hat{\boldsymbol{y}}$, $\hat{\boldsymbol{z}}$）违反该不等式。给定松弛主问题的解，求解分离问题，如果存在违反的有效不等式，则将相应的不等式添加到松弛问题中重新求解。本章提出一个启发式算法来分离有效不等式（3 - 16），该启发式算法同 Gu 等[132]和 Kaparis 等[135]提出的分离关于二元背包问题的覆盖不等式的启发式算法类似。这个启发式算法如算法 1 所示（图 3 - 1）。

分离问题的启发式算法需要计算向上提升和向下提升系数 α_i，β_i，$\forall i \in I$，以及 γ，一些文献已经提出一些方法求解提升系数。Balas[136]给出提升系数的上下界的计算方法，并证明该方法能在线性时间内求解。Zemel[131]提出一个动态规划（DP）的方法求解向上提升系数。Gu 等[133]使用有效的超加性函数得到提升系数的上下界。本章采用动态规划的方法求解系数。

算法 1：一般化覆盖不等式分离问题的启发式算法

给定当前松弛问题的最优解 $(\boldsymbol{x}^*, \boldsymbol{y}^*, \boldsymbol{z}^*)$，令 $I_0 = \{i \in I:\ y_{ij}^* = 0\}$。
对 $\boldsymbol{y}_j^*$ 进行排序使得 $y_{i_1j}^* \geqslant \cdots \geqslant y_{i_{|I|}j}^*$，令 $S = \{i_1, \cdots, i_{|I|}\}$。
for $\omega = 1, \cdots, N$ **do**
　if $z_j^{\omega *} = 1$ **then**
　　按照从左向右的顺序依次从 S 提取元素，直到得到一个覆盖集合 C。
　　按照从右向左的顺序依次从集合 C 中删除元素，直到得到一个最小覆盖集合 C。
　　令集合 $D = \{i \in C: y_{ij}^* = 1\}$。
　　计算向上提升系数 α_i for $i \in I \backslash \{C \cup I_0\}$。
　　if $\sum_{i \in C \backslash D} y_{ij}^* + \sum_{i \in I \backslash \{C \cup I_0\}} \alpha_i y_{ij}^* > |C \backslash D| - 1$ **then**
　　　计算向下提升系数 β_i for $i \in D$。
　　　计算向上提升系数 α_i for $i \subset I_0 \backslash C$。
　　　对于 $k \in \Omega \backslash \{\omega\}$，计算 δ_k^1。
　　　令 $\gamma = \delta_{k_{q+1}}^1$。
　　　得到违反的一般化覆盖不等式（3－16）。
　　end
　end
end

图 3－1　算法 1

2—团不等式：如果 $\xi_i^\omega + \xi_k^\omega > m_j^\omega(\omega)$ 对于所有的 i，$k \in K$ 和 $i \neq k$，集合 $K \subseteq I$ 称为 2—团不等式。如果一个团集合不是任何其他团集合的子集，则称这个团集合是最大的。令 K 为最大团集合。对于任一最大 2—团集合 K，下面的不等式是 $\mathrm{conv}(Q_{j\omega})$ 的有效不等式。

$$\sum_{i \in K} y_{ij} \leqslant 1 \tag{3-18}$$

为了得到 $\mathrm{conv}(F_{j\omega})$ 的有效不等式，使用式（3－18）作为初始不等式，用于计算变量 z_j^ω 的系数。

定理 3.5　令 K 为 $F_{j\omega}$ 的最大团集合。则下面的不等式是 $\mathrm{conv}(F_{j\omega})$ 的小平面定义的不等式。

$$\sum_{i \in K} y_{ij} + \mu(z_j^{\omega} - 1) \leqslant 1 \tag{3-19}$$

其中 $\mu = |K| - 1$。

证明： 令

$$\mu = \underset{y_j, z_j^{\omega}}{\text{maximize}} \frac{\sum_{i \in K} y_{ij} - 1}{1 - z_j^{\omega}} \tag{3-20a}$$

$$\text{s. t. } (\boldsymbol{y}_j, z_j^{\omega}) \in F_{j\omega},\ z_j^{\omega} = 0 \tag{3-20b}$$

易知最优解为 $y_{ij}^* = 1,\ \forall i \in K$。因此，$\mu = |K| - 1$。考虑点 $z_j^{\omega} = 0$，$\boldsymbol{y}_j = \boldsymbol{1}_{|I|}$；当 $z_j^{\omega} = 1$，$|K|$个可行点：$i \in K$，$y_{ij} = 1$，$y_{kj} = 0$，$\forall k \in I \setminus i$；及 $|I \setminus K|$个可行点：$i \in I \setminus K$，$y_{ij} = 1$，$\exists l \in K$ 使得 $\zeta_i^{\omega} + \zeta_l^{\omega} \leqslant m_j^{\omega}(\omega)$，令 $y_{lj} = 1$，$y_{kj} = 0$，$\forall k \in I \setminus \{l \cup i\}$。易知 $|I| + 1$ 个点是仿射独立的且在等号处满足不等式（3－19）。因此，不等式（3－19）是 $\text{conv}(F_{j\omega})$ 小平面定义的有效不等式。

通过使用约束（3－1d）来限制问题（3－20）中变量 $\boldsymbol{y}_j$ 的可行域，得到一个加强版的系数μ。下面的定理给出了 μ 的一个上界。

定理 3.6 给定 $k \in \Omega \setminus \{\omega\}$，令

$$\lambda_k = \underset{y_j}{\text{maximize}} \left\{ \sum_{i \in K} y_{ij} - 1 \ \middle|\ \sum_{i \in I} \xi_i^k y_{ij} \leqslant m_j^k(k), \boldsymbol{y}_j \in \{0,1\}^{|I|} \right\}$$

对 λ_k 进行排序，使得 $\lambda_{k_1} \leqslant \cdots \leqslant \lambda_{k_{N-1}}$。$q$ 的定义同命题 3.1 的定义一致，则 $\lambda_{k_{q+1}}$ 是 μ 的一个上界，并且当 $\mu = \lambda_{k_{q+1}}$ 时，不等式（3－19）是（CBP）的有效不等式。

证明： 令

$$\mu = \underset{y_j \in \{0,1\}^{|I|}}{\text{maximize}} \sum_{i \in K} y_{ij} - 1 \tag{3-21a}$$

$$\text{s. t. } \sum_{k \in \Omega \setminus \{\omega\}} p_k \boldsymbol{1}\left\{ \sum_{i \in I} \xi_i^k y_{ij} \leqslant t \right\} \geqslant 1 - \varepsilon \tag{3-21b}$$

则不等式（3－19）是 $\text{conv}(F_{j\omega})$ 的有效不等式。易知 $\lambda_{k_{q+1}} \geqslant \mu$，因此当 $\mu = \lambda_{k_{q+1}}$ 时，不等式（3－19）是（CBP）的有效不等式。

同 Nemhauser 等[137] 中分离问题的启发式算法类似，本书使用算法 2（图 3－2）分离 2—团不等式。

算法 2：分离 2—团不等式的启发式算法

给定当前松弛问题的最优解（$\boldsymbol{x}^*$，$\boldsymbol{y}^*$，$\boldsymbol{z}^*$）。
对 $\boldsymbol{y}^*$ 进行排序使得 $y^*_{i_1j} \geqslant \cdots \geqslant y^*_{i_{|I|}j}$，令 $S = \{i_1, \cdots, i_{|I|}\}$。
for $\omega = 1, \cdots, N$ **do**
　if $z_j^{\omega *} = 1$ **then**
　　按照从左向右的顺序依次从 S 提取元素，直到得到一个团集合 K。
　　if $\sum_{i \in K} y^*_{ij} > 1$ **then**
　　　计算 λ_k，对于所有的 $k \in \Omega \setminus \{\omega\}$。
　　　令 $\mu = \lambda_{k_{q+1}}$。
　　　得到一个 2—团不等式（3 – 19）。
　　end
　end
end

图 3 – 2　算法 2

3.3.2　投影不等式

本节首先引用一个二元变量 u_{ij}^{ω}，$i \in I$，$j \in J$，$\omega \in \Omega$，将（BIP）转化为混合线性整数规划问题。令 $\boldsymbol{u}_j^{\omega} = (u_{1j}^{\omega}, \cdots, u_{|I|j}^{\omega})^{\mathrm{T}}$ 及 $\boldsymbol{u} = \{u_{11}^{1}, \cdots, u_{|I||J|}^{N}\}$。接着，基于这个混合线性整数规划问题，得到（CBP）的有效不等式。生成该投影不等式（Projection Inequalities）的基本想法来自 Benders 可行不等式，下面的命题给出（CBP）的混合线性整数规划形式。

命题 3.6　令（$\boldsymbol{x}^*$，$\boldsymbol{y}^*$，$\boldsymbol{z}^*$）为（BIP）的最优解。则存在一个 $\boldsymbol{u}^*$ 使得（$\boldsymbol{x}^*$，$\boldsymbol{y}^*$，$\boldsymbol{z}^*$，$\boldsymbol{u}^*$）为问题（3 – 22）的最优解。

$$\underset{\boldsymbol{x},\boldsymbol{y},\boldsymbol{z},\boldsymbol{u}}{\text{minimize}} \sum_{j \in J} c_j^a x_j + \sum_{i \in I} \sum_{j \in J} c_{ij}^b y_{ij} \tag{3-22a}$$

$$\text{s.t.}\ (3-1\text{b}),(3-1\text{c}),(3-1\text{e}),(3-2\text{b}),(3-6\text{b})$$

$$\sum_{i \in I} \xi_i^{\omega} u_{ij}^{\omega} \leqslant m_j^{\omega}(\omega) z_j^{\omega},\quad \forall j \in J, \omega \in \Omega \tag{3-22b}$$

$$u_{ij}^{\omega} \leqslant y_{ij}, u_{ij}^{\omega} \leqslant z_j^{\omega},\quad \forall i \in J, j \in J, \omega \in \Omega \tag{3-22c}$$

$$y_{ij} + z_j^{\omega} - u_{ij}^{\omega} \leqslant 1, u_{ij}^{\omega} \geqslant 0,\quad \forall i \in I, j \in J, \omega \in \Omega \tag{3-22d}$$

相反地，如果（$\boldsymbol{x}^*$，$\boldsymbol{y}^*$，$\boldsymbol{z}^*$，$\boldsymbol{u}^*$）是问题（3-22）的最优解，则（$\boldsymbol{x}^*$，$\boldsymbol{y}^*$，$\boldsymbol{z}^*$）是（BIP）的最优解。

证明：令 $\boldsymbol{u}^* = \boldsymbol{y}^* \boldsymbol{z}^*$。对于任意的 $j \in J$ 和 $\omega \in \Omega$，有 $m_j^{\omega}(\omega) z_j^{\omega *} \geqslant \sum_{i \in I} \xi_i^{\omega} y_{ij}^* z_j^{\omega *} = \sum_{i \in I} \xi_i^{\omega} u_{ij}^{\omega *}$. 由于 $\boldsymbol{y}^*$，$\boldsymbol{z}^*$ 为二元变量，约束（3-22b）~（3-22d）成立。因此，（$\boldsymbol{x}^*$，$\boldsymbol{y}^*$，$\boldsymbol{z}^*$，$\boldsymbol{u}^*$）是问题（3-22）的一个解。假设（$\hat{\boldsymbol{x}}$，$\hat{\boldsymbol{y}}$，$\hat{\boldsymbol{z}}$，$\hat{\boldsymbol{u}}$）是（3-22）的最优解。如果 $\hat{z}_j^{\omega} = 0, m_j^{\omega}(\omega) \hat{z}_j^{\omega} \geqslant \sum_{i \in I} \xi_i^{\omega} \hat{u}_{ij}^{\omega} = \sum_{i \in I} \xi_i^{\omega} \hat{y}_{ij} \hat{z}_j^{\omega}$。否则，$m_j^{\omega}(\omega) \hat{z}_j^{\omega} \geqslant \sum_{i \in I} \xi_i^{\omega} \hat{u}_{ij}^{\omega} = \sum_{i \in I} \xi_i^{\omega} \hat{y}_{ij} = \sum_{i \in I} \xi_i^{\omega} \hat{y}_{ij} \hat{z}_j^{\omega}$. 因此，（$\hat{\boldsymbol{x}}$，$\hat{\boldsymbol{y}}$，$\hat{\boldsymbol{z}}$）是（BIP）的一个可行解，说明 $\sum_{j \in J} c_j^a \hat{x}_j + \sum_{i \in I} \sum_{j \in J} c_{ij}^b \hat{y}_{ij} \geqslant \sum_{j \in J} c_j^a x_j^* + \sum_{i \in I} \sum_{j \in J} c_{ij}^b y_{ij}^*$。因此，（$\hat{\boldsymbol{x}}$，$\hat{\boldsymbol{y}}$，$\hat{\boldsymbol{z}}$，$\hat{\boldsymbol{u}}$）是问题（3-22）的最优解。同理可证得：如果（$\boldsymbol{x}^*$，$\boldsymbol{y}^*$，$\boldsymbol{z}^*$，$\boldsymbol{u}^*$）是问题（3-22）的最优解，则（$\boldsymbol{x}^*$，$\boldsymbol{y}^*$，$\boldsymbol{z}^*$）是（BIP）的最优解。证毕。

接下来，基于问题（3-22）介绍一种生成有效不等式的方法。给定 $j \in J$ 和 $\omega \in \Omega$，考虑下述关于变量 $\boldsymbol{u}_j^{\omega}$ 的子问题。

$$\underset{\boldsymbol{u}_j^{\omega} \geqslant 0}{\text{minimize}} \ 0 \tag{3-23a}$$

$$\text{s.t.} \sum_{i \in I} \xi_i^{\omega} u_{ij}^{\omega} \leqslant m_j^{\omega}(\omega) z_j^{\omega} \tag{3-23b}$$

$$u_{ij}^{\omega} \leqslant y_{ij},\ u_{ij}^{\omega} \leqslant z_j^{\omega},\ \forall i \in I \tag{3-23c}$$

$$y_{ij} + z_j^{\omega} - u_{ij}^{\omega} \leqslant 1,\ \forall i \in I \tag{3-23d}$$

给定（$\hat{\boldsymbol{y}}$，$\hat{\boldsymbol{z}}$）$\in X_{\text{RIP}}$，如果（$\hat{\boldsymbol{y}}$，$\hat{\boldsymbol{z}}$）违反约束（3-8b），通过求解问题（3-23）的对偶问题可以得到点（$\hat{\boldsymbol{y}}$，$\hat{\boldsymbol{z}}$）处的支撑超平面：

$$\underset{\mu^1, \mu^2, \mu^3, \mu^4}{\text{maximize}} - m_j^{\omega}(\omega) \hat{z}_j^{\omega} \boldsymbol{\mu}^1 - \sum_{i \in I} \hat{y}_{ij} \boldsymbol{\mu}_i^2 - \hat{z}_j^{\omega} \sum_{i \in I} \boldsymbol{\mu}_i^3 + \sum_{i \in I} (\hat{y}_{ij} + \hat{z}_j^{\omega} - 1) \boldsymbol{\mu}_i^4 \tag{3-24a}$$

$$\text{s.t.} \quad \xi_i^{\omega} \boldsymbol{\mu}^1 + \boldsymbol{\mu}_i^2 + \boldsymbol{\mu}_i^3 - \boldsymbol{\mu}_i^4 \geqslant 0,\ \forall i \in I \tag{3-24b}$$

其中 $\boldsymbol{\mu}^1$，$\boldsymbol{\mu}^2$，$\boldsymbol{\mu}^3$ 及 $\boldsymbol{\mu}^4$ 是约束（3-23b）~（3-23d）的对偶变量。

定理 3.7 投影不等式

$$\sum_{i \in I} (\hat{\mu}_i^4 - \hat{\mu}_i^2) y_{ij} + \left(\sum_{i \in I} \hat{\mu}_i^4 - \sum_{i \in I} \hat{\mu}_i^3 - m_j^{\omega}(\omega) \hat{\mu}^1 \right) z_j^{\omega} \leqslant \sum_{i \in I} \hat{\mu}_i^4 \tag{3-25}$$

其中 $\hat{\mu}^1$，$\hat{\mu}^2$，$\hat{\mu}^3$，$\hat{\mu}^4$ 是（3 - 24）的极射线，是（CBP）的有效不等式。

证明：给定 $(\hat{\boldsymbol{y}}, \hat{\boldsymbol{z}}) \in X_{\mathrm{RIP}}$，由强对偶定理可知问题（3 - 24）是无界的，如果 $(\hat{\boldsymbol{y}}, \hat{\boldsymbol{z}})$ 违反约束（3 - 23）。所以

$$\sum_{i \in I} (\hat{\mu}_i^4 - \hat{\mu}_i^2) \hat{y}_{ij} + \left(\sum_{i \in I} \hat{\mu}_i^4 - \sum_{i \in I} \hat{\mu}_i^3 - m_j^{\omega}(\omega) \hat{\mu}^1 \right) \hat{z}_j^{\omega} - \sum_{i \in I} \hat{\mu}_i^4 > 0$$

因此，定理成立。

对于任一 $j \in J$，$\omega \in \Omega$，投影不等式（3 - 25）的生成基于（3 - 24）的对偶问题。通过多个 j 和 ω（或者所有的）的组合可以生成一种新的组合投影不等式（Combined Projection Inequalities）。考虑下面问题：

$$\begin{aligned} & \underset{u}{\text{minimize}}\ 0 \\ & \text{s. t.}\ (3-22\text{b}) \sim (3-22\text{d}) \end{aligned} \tag{3-26}$$

令 v_1，v_2，v_3 和 v_4 为约束（3 - 22b）~（3 - 22d）的对偶变量。

定理 3.8　组合投影不等式如下：

$$\begin{aligned} \sum_{i \in I} \sum_{j \in J} \sum_{\omega \in \Omega} (\hat{v}_{ij\omega}^4 - \hat{v}_{ij\omega}^2) y_{ij} + \sum_{j \in J} \sum_{\omega \in \Omega} \left(\sum_{i \in I} \hat{v}_{ij\omega}^4 - \sum_{i \in I} \hat{v}_{ij\omega}^3 - m_j^{\omega}(\omega) \hat{v}_{j\omega}^1 \right) z_j^{\omega} \\ \leqslant \sum_{i \in I} \sum_{j \in J} \sum_{\omega \in \Omega} \hat{v}_{ij\omega}^4 \end{aligned} \tag{3-27}$$

其中 $\hat{v}^1$，$\hat{v}^2$，$\hat{v}^3$ 和 $\hat{v}^4$ 为（3 - 26）的对偶问题极射线。

证明：该定理的证明同定理 3.7 类似，在这里省略其证明。

3.4　分支切割算法

分支切割算法（B&C）是求解 0—1 整数规划问题十分有效的精确算法，其在分支定界算法的基础上，根据问题的结构，提出的一系列有效不等式，切割松弛问题的可行域而不影响整数规划问题的可行域，进而减少算法寻找最优解的时间，加快算法的求解效率。具体来说，令 LB 和 UB 为（CBP）的上下界，N 为分支切割树节点的集合，给定一个节点和相应（IP）的线性松弛问题，利用线性规划问题求解算法（如单纯形法或者对偶单纯形法）对该松弛问题进行求解得到最优解 $(\hat{\boldsymbol{x}}, \hat{\boldsymbol{y}}, \hat{\boldsymbol{z}})$。如果最优解 $(\hat{\boldsymbol{x}}, \hat{\boldsymbol{y}}, \hat{\boldsymbol{z}})$ 为整数解，则该解为（IP）的可行解，更新（CBP）的上界；如果最优解 $(\hat{\boldsymbol{x}}, \hat{\boldsymbol{y}}, \hat{\boldsymbol{z}})$ 为分数解，判断是否满足有效不等式，如果满足

则算法继续对分数解进行分支求解，否则将不等式添加到松弛问题重新求解。分支切割算法的具体步骤如算法 3（图 3－3）所示。

算法 3：分支切割算法

```
1  初始化 UB = +∞, LB = -∞及 N = ∅。
2  初始化节点集合 N = {o}，其中 o 是分支节点。
3  while（N 非空）do
4  |  选择一个节点 o ∈ N。
5  |  更新，N←N/{o}。
6  |  在节点 o 处优化（IP）的线性松弛问题。
7  |  if 得到最优解（x̂, ŷ, ẑ）及目标值 obj* < UB then
8  |  |  if（x̂, ŷ, ẑ）是分数点 then
9  |  |  |  if 存在违反的有效不等式（3-16），（3-19）或者（3-25）then
10 |  |  |  |  将违反的有效不等式添加到（IP）的线性松弛问题中
11 |  |  |  |  转到步骤 6
12 |  |  |  end
13 |  |  |  else
14 |  |  |  |  分支，生成 o* and o**。
15 |  |  |  |  N←N∪{o*, o**}
16 |  |  |  end
17 |  |  end
18 |  |  else
19 |  |  |  更新 UB，UB = obj*。(x*, y*, z*) = (x̂, ŷ, ẑ)。
20 |  |  end
21 |  end
22 end
23 return UB 及对应的最优解（x*, y*, z*）。
```

图 3－3　算法 3

由于问题（IP）变量（$\boldsymbol{x},\boldsymbol{y},\boldsymbol{z}$）均为 0—1 变量，当 $|I|$，$|J|$ 或 N 很大时，分支切割算法需要求解一个规模庞大的分支切割树。为了进一步提高问题的求解效率，本书提出了一种分支切割算法通用的策略，旨在减少分支切割树的规模，加快最优解的寻找。算例分析验证了提出的策略的有效性。

3.4.1　下界启发式算法

求解下界值的一个常用方法为将（CBP）所有的变量（$\boldsymbol{x},\boldsymbol{y},\boldsymbol{z}$）均松

弛为［0,1］区间的连续变量，利用线性优化问题的求解算法（如单纯形法等）求解该松弛问题，得到最优目标作为下界值。由于变量 $\boldsymbol{x}$，$\boldsymbol{y}$ 和 $\boldsymbol{z}$ 均为0—1 变量，令 v^* 为（CBP）的最优目标值。首先求解（IP）的松弛问题（RIP_z），（RIP_z）仅仅松弛二元变量 z 为［0,1］区间的连续变量，得到最优目标值 v_r^* 和最优解（x_r^*，y_r^*）。在数值算例中，通常有 $v_r^* < v^*$。为了改善下界值 v_r^*，给定目标值 v_r^*，进一步求解（IP）。如果这个问题是可行的，下界值 v_r^* 是（CBP）的最优目标值并得到一个最优解。否则，更新下界值，令下界值为 $v_r^* + \delta$，其中 δ 为一个适当的常数。由于 $\boldsymbol{x}$ 和 $\boldsymbol{y}$ 是二元变量，当 c_j^a 和 c_{ij}^b 是整数值，所有的 $c_j^a x_j + c_{ij}^b y_{ij}$ 的取值是整数的。则 $v_1 = \min\left\{ \sum_{j\in J} c_j^a x_j + \sum_{i\in I, j\in J} c_{ij}^b y_{ij} : \sum_{j\in J} c_j^a x_j + \sum_{i\in I, j\in J} c_{ij}^b y_{ij} > v_r^*, \boldsymbol{x} \in \{0,1\}^{|J|}, \boldsymbol{y} \in \{0,1\}^{|I|\times|J|} \right\}$ 为一个下界值，并且一个可取的 δ 值为 $\delta = v_1 - v_r^*$。这个方法是有效的，尤其对于最小化手术室开放数量的问题。在这个问题中，令 $\delta = 1$。关于最小化手术室开放数量的问题，算法 4（图 3－4）为下界改进启发式方法的具体步骤。

算法 4：求解下界的启发式算法

1　**初始化**：令（CBP）的下界 LB = $-\infty$

2　**初始化**：令 $\kappa = 1$，及 K，T 代表迭代次数和求解时间限制。

3　在给定的时间限制 T 内求解松弛问题（RIP_z）。

4　得到最优的开放数量 $n_r^{\kappa *}$，及相应的下界值 LB。

5　**while**（$\kappa \leqslant K$）**do**

6　　基于 $n_r^{\kappa *}$，固定（CBP）中变量 $\boldsymbol{x}$ 值。

7　　**if** $n_r^{\kappa *}$ 是（CBP）最优的开放数量 **then**

8　　　求得（CBP）的最优解，转到步骤 14

9　　**end**

10　　**else**

11　　　更新 $n_r^{\kappa *} = n_r^{\kappa *} + 1$，及下界值 LB，$\kappa = \kappa + 1$。

12　　**end**

13　**end**

14　**return** LB 和（CBP）最优解（如果存在）。

图 3－4　算法 4

3.5 CVaR 估计模型

本节将介绍另外一种常用的估计机会约束问题的方法，即 CVaR 估计。在接下来的算例分析中，将本章的模型与 CVaR 估计模型比较，具体见算例分析。

CVaR 估计方法是机会约束模型的一种凸估计方法，该方法得到的最优解是最接近机会约束问题的解[69]。基于离散概率分布，CVaR 估计方法得到的最优解的质量和求解效率可同本书提出的方法进行比较，因此本节介绍（CAP）的 CVaR 估计模型。首先考虑 ξ 为 N 维连续变量的情形。易知 $p(y) = \mathbb{P}\left\{\sum_{i\in I}\xi_i y_{ij} > t_j\right\} = \mathbb{E}\left[\mathbf{1}_{(0,+\infty)}\left\{\sum_{i\in I}\xi_i y_{ij} - t_j\right\}\right]$，其中 $\mathbf{1}\{\cdot\}$ 为示性函数，如果括号内的表达式成立，其返回值为 1，否则，其返回值为 0。由于 $1_{(0,+\infty)}\{\cdot\}$ 是一个分段函数，令 $\phi(\cdot)$ 为 $\mathbf{1}_{(0,+\infty)}\{\cdot\}$ 的凸估计，满足 $\phi(\cdot)\geqslant\mathbf{1}_{(0,+\infty)}\{\cdot\}$。$\phi(\cdot)$ 的值越小，对 $\mathbf{1}_{(0,+\infty)}\{\cdot\}$ 的估计越好。CVaR 估计用 $\phi(x,\tau) = \frac{1}{\tau}[\tau + x]^+$ 来估计 $\mathbf{1}_{(0,+\infty)}\{x\}$，其中 $[\cdot]^+ = \max\{0,\cdot\}$。因此，机会约束的 CVaR 估计为：

$$\inf_{\tau>0}\mathbb{E}\left[\frac{1}{\tau}\left[\tau + \sum_{i\in I}\xi_i y_{ij} - t_j\right]^+\right]\leqslant \varepsilon$$

$$\Leftrightarrow \mathrm{CVaR}_{\varepsilon}\left\{\sum_{i\in I}\xi_i y_{ij} - t_j\right\} = \inf_{\eta\in\mathbb{R}}\left\{\eta + \frac{1}{\varepsilon}\mathbb{E}\left[\left[\sum_{i\in I}\xi_i y_{ij} - t_j - \eta\right]^+\right]\right\}\leqslant 0$$

当 ξ 为 N 维离散变量时，根据 Ahmed 等[69]，CVaR 估计仍然成立。

命题 3.7 （CBP）的 CVaR 估计模型为：

(CVaR)
$$\underset{\boldsymbol{x},\boldsymbol{y},\boldsymbol{\eta},\boldsymbol{\rho}}{\text{minimize}}\sum_{j\in J}c_j^a x_j + \sum_{i\in I}\sum_{j\in J}c_{ij}^b y_{ij} \tag{3-28a}$$

s. t. (3-1a), (3-1b), (3-1d)

$$\eta + \frac{1}{\varepsilon}\sum_{\omega\in\Omega}p_\omega\rho_j^\omega \leqslant 0,\quad \forall j\in J \tag{3-28b}$$

$$\eta + \rho_j^\omega \geqslant \sum_{i\in I}\xi_i^\omega y_{ij} - t_j,\quad \forall j\in J,\ \omega\in\Omega \tag{3-28c}$$

$$\boldsymbol{\rho}\geqslant 0 \tag{3-28d}$$

证明：令 $(\boldsymbol{x},\boldsymbol{y},\boldsymbol{\eta},\boldsymbol{\rho})$ 为（CVaR）的一个可行解。需要证明 $(\boldsymbol{x},\boldsymbol{y})$ 是

（CBP）的一个可行解。对于所有的 $j \in J$，令 $\Omega_j^0 = \left\{\omega \in \Omega: \sum_{i \in I} \xi_i^{\omega} y_{ij} - t_j > 0\right\}$。如果 $\sum_{\omega \in \Omega_j^0} p_{\omega} \leqslant \varepsilon$ 成立，则（$\boldsymbol{x}$，$\boldsymbol{y}$）是（CBP）的一个可行解。根据约束（3－28b）和（3－28c），

$$\eta + \frac{1}{\varepsilon} \sum_{\omega \in \Omega_j^0} p_{\omega} \left(\sum_{i \in I} \xi_i^{\omega} y_{ij} - t_j - \eta \right) \leqslant 0$$

令 $H_j = \min_{\omega \in \Omega_j^0} \xi_i^{\omega} y_{ij} - t_j$，则

$$\sum_{\omega \in \Omega_j^0} p_{\omega} \leqslant \frac{-\varepsilon\eta}{H_j - \eta} \leqslant \varepsilon$$

其中第二个不等号成立是由于 $\eta \leqslant 0$。因此，（$\boldsymbol{x}$，$\boldsymbol{y}$）是（CBP）的一个可行解。

3.6　算例分析

3.6.1 节给出了具体的参数设置。3.6.2 节比较了不同的下界改进启发式算法（算法 4）对分支切割算法求解（CBP）的影响。3.6.3 节基于下界改进启发式算法得到分支切割算法的初始下界，讨论了有效不等式对算法的影响。3.6.4 节对本章算法和 Song 等[2] 的概率覆盖方法进行了比较。3.6.5 节比较了（CBP）和 CVaR 估计模型的计算结果。

3.6.1　参数设置

算例部分利用北京某公立医院的实际数据来验证算法的有效性。本书收集到 2015/01 到 2015/10 的 5 721 条手术时间的数据。这些数据用来拟合各个手术科室的手术时间概率分布。表 3－1 统计了各个手术科室手术时间的均值和标准差，所占的比例。本书假设共安排 18 个手术患者（手术个数的平均值），根据各个科室手术所占的比例，计算出每个科室手术患者的个数，保证患者的个数为整数并且每个科室的手术患者不为 0。同 Spangler 等[138] 的结论类似，根据历史数据拟合出的手术时间概率分布符合对数正态分布。基于对数正态分布生成手术时间离散的概率情景，本书并将手术时间的概率情景转化为以 15 分钟为一个时间单位的整数值，并保证

该整数值不等于0。每一个样本规模生成5组实例，考虑8个手术室，每个手术室的开放时长为10个小时，手术室不区分手术类型，即每个手术室可以进行不同类型的手术。对于最小化手术室开放数量的问题，令 $c_j^a=1$，$c_{ij}^b=0$，$\forall i\in I$，$j\in J$。

表3-1　不同科室的统计信息

科室类型	均值/小时	标准差/小时	所占比例
妇科	1.1	1.3	0.29
乳腺科	1.6	1.0	0.15
淋巴外科	3.2	1.1	0.14
耳鼻喉科	2.8	1.7	0.13
泌尿外科	2.3	1.7	0.07
血管外科	2.6	1.5	0.07
产科	1.5	0.5	0.06
关节外科	2.8	1.3	0.06
骨外科	3.2	1.8	0.03

有效不等式（3.3节）的添加细节：本章添加的有效不等式应满足最小的违反值。不等式（3-19）和（3-25）的违反值应满足至少 10^{-4}，不等式（3-16）的相对违反值应至少满足0.3，相对违反值为违反值的绝对值除以 $|C\backslash D|$。3.3节提出的有效不等式将重复生成直到满足下列的停止条件之一：没有不等式满足最小的违反值，或者在分支切割树的节点中松弛问题的目标值改进小于0.2。仅仅在根节点处添加违反的不等式（3-25）和（3-19），当gap不超过1时，其中gap值等于UB ~ LB。每次生成（3-25）和（3-19），对于任一的 $j\in J$，仅仅添加违反值最大的有效不等式。在分支切割树深度小于3处添加不等式（3-16），利用求解器筛选出有效的不等式保留在分支切割树中。

所有算例的算法代码通过C实现并调用CPLEX进行求解，在Windows 64位操作系统、Intel(R) 2.8 Hz处理器、16G RAM电脑上运行。所有的算法仅用一个线程，并关闭 CPLEX 预求解程序，因为需要使用 CPLEX 回调函数添加有效不等式。在所有算法中，使用以下分支变量的优先级：令变量 $\boldsymbol{x}$ 有最高的优先级及变量 z 有最低的优先级。因此，在分支的过程中，$\boldsymbol{x}$ 优先于 $\boldsymbol{y}$，且 $\boldsymbol{y}$ 优先于 z。对于所有的实例，算法运行的时间限制设置为 10 个小时。对于在时间限制内不能得到最优解的实例，算例结果给出算法的上界值。对于在时间限制内能得到最优解的实例，算例结果给出算法的运行时间（单位：秒）。

3.6.2　下界改进启发式算法

本节讨论了下界改进启发式算法 4 对（CBP）的影响。变化风险参数 $\varepsilon \in \{0.05, 0.1, 0.15\}$，$N \in \{100, 500, 1\,000\}$。本节所有的算法没有添加本章中提出的有效不等式。下面比较了三种不同的下界改进启发式算法。

- CPX：指直接使用 CPLEX 中分支切割算法求解（CBP）。
- LBH0：指使用（RIP_z）的最优解，即在算法 4 中，令 $K=0$ 作为分支切割算法的下界初始值求解（CBP）。
- LBH1：指在算法 4 中令 $K=1$ 作为分支切割算法的下界初始值求解（CBP）。

表 3－2 为不同样本规模及风险参数下，下界改进启发式算法和分支切割算法的平均求解时间，（CBP）的平均总求解时间，分支切割算法的平均节点数及手术室的开放个数，得到最优解的实例个数除以总实例的个数，下界值等于最优解的比例。在算法 4 中令 $K=2$ 作为初始下界值求解（CBP），用（LBH2）表示该方法。对于大部分实例，LBH2 和 LBH1 的运算结果相似。因此，表 3－2 省略了 LBH2 的运算结果。

从表 3－2 可知，在求解（CBP）时，使用算法 4 初始化下界值的分支切割算法明显优于没有初始化下界值的分支切割算法。对于 $\varepsilon=0.1$，使用算法 4（$k=1$）获得的下界值几乎等于所有实例的最优目标值，这表明当 $k=1$ 时，下界改讲启发式算法提供了质量相当好的下界。然而，它增加了计算下界的平均时间，几乎增加了 10 倍。这是因为需要求解一个二元规划问题。然而，就（CBP）平均总求解时间而言，LBH1 仍然比 LBH0 更有效。特别是，LBH0 平均减少了 7% 以上的求解时间，LBH1 进一步将该数值减少了68%。对于较难求解的实例（$N=1\ 000$），LBH1 在 1 小时内解决所有 5 个实例。改进启发式算法可以解释为对 $\boldsymbol{x}$ 的额外限制，减少了可行域，从而减少了分支切割算法的节点数量。对于 $\varepsilon=0.05$ 和 0.15，由表 3-2 可知，LBH1 求解下界的平均求解时间显著增加。因此，LBH1 和 LBH0 在总的求解时间及得到最优解的实例个数等方面相似。

3.6.3 下界改进启发式算法及不等式的有效性

本节讨论了不等式的有效性并使用了下界改进启发式算法。下界改进启发式算法 4 令 $K=1$ 作为分支切割算法的初始下界值（LBH1）。本节使用样本规模 $N\in\{100,500,1\ 000\}$，风险参数 $\varepsilon\in\{0.05,0.15\}$，分支切割算法的平均求解时间不超过 11 秒，因此本节仅仅考虑 $\varepsilon=0.1$。考虑下列 5 种方法：

- Cover：指添加覆盖集不等式（3-16）到 LBH1。
- C&C：指添加覆盖集不等式（3-16）和 2—团不等式（3-19）到 LBH1。
- Proj：指添加投影不等式（3-25）到 LBH1。
- P&C：指添加投影不等式（3-25）和 2—团不等式（3-19）到 LBH1。
- B&C：指添加投影不等式（3-25），覆盖集不等式（3-16）和 2—团不等式（3-19）到 LBH1。

对于 C&C，添加 2—团不等式仅当在根节点处没有发现任何违反的覆盖集不等式。对于 P&C，添加 2—团不等式仅当在根节点处没有发现任何违反的投影不等式。对于 B&C，添加 2—团不等式（3-19）仅当在根节点处没有任何违反的投影不等式，以及添加覆盖集不等式仅当没有任何违反的不等式（3-25）和（3-19）。本章找不到混合集不等式（3-7）的合适设置，以提高算法的求解效率。对于较难求解的实例（$N\in\{500,1\ 000\}$），混合集不等式甚至降低了算法的求解效率。这可能是由于影响了 CPLEX 的默认设置。

表 3－2　不同 ε 及情景数量下下界改进启发式算法及分支切割算法的求解结果

ε	N	方法	LBH	B&C	平均求解时间	平均节点数	手术室开放个数	求解比例	比例
0.05	100	CPX	0.0	372.4	372.4	67 454	[6,6,6,6,6]	5/5	0
		LBH0	2.1	152.0	154.1	24 503	[6,6,6,6,6]	5/5	0
		LBH1	84.9	0.7	85.6	364	[6,6,6,6,6]	5/5	1
	500	CPX	0.0	5 287.0	5 287.0	43 503	[6,6,6,6,6]	5/5	0
		LBH0	30.5	3 156.3	3 186.8	26 919	[6,6,6,6,6]	5/5	0
		LBH1	3 183.8	1.7	3 185.5	140	[6,6,6,6,6]	5/5	1
	1 000	CPX	0.0	19 900.6	19 900.6	70 726	[6,(5,6),6,6,6]	4/5	0
		LBH0	71.3	8 824.3	8 895.7	20 042	[6,6,6,6,6]	5/5	0
		LBH1	7 062.0	10.1	7 072.1	78	[6,6,6,6,6]	5/5	1
0.1	100	CPX	0.0	1 744.5	1 744.5	547 776	[6,5,5,5,5]	5/5	0
		LBH0	1.2	1 499.0	1 500.2	433 573	[6,5,5,5,5]	5/5	0
		LBH1	5.7	523.3	528.9	116 292	[6,5,5,5,5]	5/5	0.8
	500	CPX	0.0	2 182.0	2 182.0	26 392	[5,5,5,5,5]	5/5	0
		LBH0	14.3	1 581.7	1 596.0	22 962	[5,5,5,5,5]	5/5	0
		LBH1	142.1	479.0	621.2	11 163	[5,5,5,5,5]	5/5	1

续表

ε	N	方法	LBH	B&C	平均求解时间	平均节点数	手术室开放个数	求解比例	比例
0.1	1 000	CPX	0.0	13 101.2	13 101.2	59 711	[5,(6,4),5,5,5]	4/5	0
		LBH0	33.5	15 498.7	15 533.1	89 513	[(6,4),5,5,5,5]	4/5	0
		LBH1	474.9	1 401.8	1 876.6	9 876	[5,5,5,5,5]	5/5	1
0.15	100	CPX	0.0	154.5	154.5	13 232	[5,5,5,5,5]	5/5	0
		LBH0	0.9	120.9	121.8	8 077	[5,5,5,5,5]	5/5	0
		LBH1	87.6	0.4	88.0	103	[5,5,5,5,5]	5/5	1
	500	CPX	0.0	1 460.0	1 460.0	6 993	[5,5,5,5,5]	5/5	0
		LBH0	14.3	1 282.9	1 297.2	6 345	[5,5,5,5,5]	5/5	0
		LBH1	1 441.0	3.8	1 444.8	78	[5,5,5,5,5]	5/5	1
	1 000	CPX	0.0	5 353.2	5 353.2	7 511	[5,5,5,5,5]	5/5	0
		LBH0	25.2	4 983.4	4 948.6	6 669	[5,5,5,5,5]	5/5	0
		LBH1	5 126.4	10.4	5 139.7	64	[5,5,5,5,5]	5/5	1

表 3 - 2 和表 3 - 3 中的结果表明，添加覆盖集不等式和投影不等式显著减少了算法的平均求解时间和平均节点数，尤其对于较难求解的实例（$N \in \{500, 1\ 000\}$）。当 $N = 1\ 000$ 时，通过添加不等式，平均求解时间减少了 40% 以上。然而，对于较易求解的实例（$N = 100$），添加投影不等式对算法求解效率的影响较小。此外，除了 $N = 100$ 的实例外，添加覆盖集不等式和 2—团不等式比只添加覆盖集不等式的算法求解效率更高。在表 3 - 3 中，对于更难求解的实例（$N \in \{500, 1\ 000\}$），添加投影不等式和 2—团不等式可以提供与添加覆盖不等式和 2—团不等式的算法求解效率相似。此外，与单独添加不等式（Cover 和 Proj）及其他方法（C&C 和 P&C）相比，B&C 可以在 1 000 秒内将所有实例求解为最优。这表明当有效不等式结合使用时，算法的效率更高。

表 3 - 3　不同情景数量及有效不等式下算法结果比较

N	方法	平均求解时间	平均节点数	手术室开放个数	求解比例	不等式的平均数量
100	Cover	251.5	62 737	[6, 5, 5, 5, 5]	5/5	10
	C&C	252.8	63 076	[6, 5, 5, 5, 5]	5/5	23
	Proj	514.0	115 418	[6, 5, 5, 5, 5]	5/5	11
	P&C	514.0	115 418	[6, 5, 5, 5, 5]	5/5	11
	B&C	251.4	65 789	[6, 5, 5, 5, 5]	5/5	17
500	Cover	410.9	5 166	[5, 5, 5, 5, 5]	5/5	14
	C&C	244.2	2 740	[5, 5, 5, 5, 5]	5/5	22
	Proj	250.5	1 789	[5, 5, 5, 5, 5]	5/5	8
	P&C	250.5	1 789	[5, 5, 5, 5, 5]	5/5	8
	B&C	250.5	1 789	[5, 5, 5, 5, 5]	5/5	8
1 000	Cover	1 073.3	3 876	[5, 5, 5, 5, 5]	5/5	11
	C&C	1 028.9	3 536	[5, 5, 5, 5, 5]	5/5	13
	Proj	1 130.4	5 122	[5, 5, 5, 5, 5]	5/5	5
	P&C	1 011.6	4 483	[5, 5, 5, 5, 5]	5/5	8
	B&C	818.6	2 134	[5, 5, 5, 5, 5]	5/5	9

3.6.4 概率覆盖方法比较

本节考虑了较难求解的实例 $N \in \{500, 1\ 000\}$ 及 $\varepsilon = 0.1$，并比较了下列两种方法：

- B&C：在 3.6.3 节中定义。
- BPC：指 Song 等[2]提出的概率覆盖方法用来求解（CBP）。

为了比较上述的方法，对于每个样本规模，生成 10 个实例：N－#，其中，#表示实例的标号。

表3－4 中的结果表明，BPC 也能够解决大规模的实例，但它的求解时间长于 B&C 的求解时间，尤其是对于 $N = 500$ 的实例。B&C 的求解时间减少高达 90%，分支切割树的规模减少了 99% 以上。$N = 500$ 的实例平均求解时间减少了约 1/5，1 000 的实例减少了约 1/2。这可能是因为 Song 等[2]提出的 BPC 用于解决基于机会约束的二元背包问题，该问题只有一个机会约束。他们还添加了一种投影不等式以提高 BPC 算法的性能。在本节计算中，使用 Song 等[2]投影不等式对存在多个机会约束的（CBP）问题没有帮助。

表 3－4　不同情景数量下 B&C 同 BPC 的算法结果比较

实例	求解时间		平均节点数		不等式的平均数量		手术室开放个数	
	B&C	BPC	B&C	BPC	B&C	BPC	B&C	BPC
500－1	98.4	1 009.9	218	1 572 447	2	4 447	5	5
500－2	227.7	1 120.0	580	1 685 154	0	4 943	5	5
500－3	110.8	1 071.0	218	1 572 447	2	4 447	5	5
500－4	613.8	1 656.5	7 658	1 192 730	2	7 842	5	5
500－5	201.6	753.8	270	1 151 639	2	4 417	5	5
500－6	103.3	1 084.3	1 547	1 069 053	0	5 105	5	5
500－7	226.3	1 549.3	3 054	1 065 431	2	7 096	5	5
500－8	250.2	1 351.4	420	1 410 598	1	5 385	5	5
500－9	599.9	1 797.5	7 658	1 192 730	2	7 842	5	5

续表

实例	求解时间		平均节点数		不等式的平均数量		手术室开放个数	
	B&C	BPC	B&C	BPC	B&C	BPC	B&C	BPC
500 - 10	223. 9	1 864. 3	1 567	1 637 205	5	5 638	5	5
Average	265. 6	1 325. 8	2 319	1 354 943	2	5 716	5	5
1000 - 1	598. 4	2 232. 3	1 020	1 094 827	0	9 491	5	5
1000 - 2	882. 0	1 510. 0	2 584	1 482 153	2	6 169	5	5
1000 - 3	396. 0	2 134. 9	810	1 526 472	3	7 650	5	5
1000 - 4	668. 0	2 187. 0	1 070	1 055 271	3	9 248	5	5
1000 - 5	1 548. 7	1 791. 0	5 186	2 680 120	1	4 218	5	5
1000 - 6	1 014. 9	1 045. 1	1 999	1 065 542	1	5 024	5	5
1000 - 7	931. 8	986. 4	3 306	963 999	4	4 568	5	5
1000 - 8	998. 3	1 900. 8	1 825	2 137 979	2	5 467	5	5
1000 - 9	1 386. 7	1 970. 2	2 619	1 670 465	7	6 113	5	5
1000 - 10	926. 4	778. 9	1 617	1 011 632	4	4 380	5	5
Average	935. 1	1 653. 7	2 204	1 468 846	3	6 233	5	5

3. 6. 5　与（CVaR）估计模型的比较

本节比较了（CBP）和（CVaR）估计模型的计算结果，最大的运算时间设置为 2 小时，$\varepsilon = 0.1$。本节使用 3. 6. 3 节的 B&C 算法来求解（CBP）模型。表 3 - 5 展示了平均、最大、最小的求解时间，手术室的平均开放个数，得到最优解的实例个数与总实例个数的比值。

从表 3 - 5 的结果可知，在得到最优解的实例个数方面，（CBP）的求解效率要高于 CVaR 估计模型。当 $N = 500$ 时，CVaR 估计模型仅能求解 60% 的实例，当 $N = 1\ 000$ 时，CVaR 估计模型无法求解任何的实例。CVaR 估计模型的最优解需要开放更多的手术室，例如，当 $N = 100$ 时，CVaR 估计模型需要开放 6～7 个手术室，而（CBP）仅仅需要开放 5～6 个手术室。因此，CVaR 估计模型要比（CBP）更保守。

表 3－5　不同情景数量下（CBP）和（CVaR）估计模型的计算结果比较

N	模型	平均求解时间	最大求解时间	最小求解时间	手术室开放个数	求解比例
100	CBP	528.9	2 424.7	5.2	[6,5,5,5,5]	5/5
	CVaR	88.1	221.3	2.5	[7,6,6,6,7]	5/5
500	CBP	621.2	905.6	220.5	[5,5,5,5,5]	5/5
	CVaR	398.8	600.1	35.1	[6,(6,7),6,(6,7),6]	3/5
1 000	CBP	1 876.6	4 637.3	595.3	[5,5,5,5,5]	5/5
	CVaR	–	–	–	[(6,7),(6,7),(6,7),(6,7),(6,7)]	0/5

“–”表示最大运算时间内所有的实例都不能得到最优解。

3.7　本章小结

本章研究了基于机会约束的手术室计划问题，将模型转化为二元双线性整数规划问题，并基于二元双线性整数规划问题的结构生成三类有效不等式。算例结果表明，当风险参数 $\varepsilon \in \{0.05, 0.1, 0.15\}$ 时，三类有效不等式结合下界改进启发式算法能有效地求解多达 $N=1\ 000$ 个样本实例。算例分析的测试数据基于北京某公立医院的实际数据生成。此外，本章仍试图求解样本规模更大的问题（例如 $N=1\ 500$ 的实例），结果显示仅能求解出部分实例。具体地，利用 3.6.4 节中的方法 B&C 及 BPC 仅能求解 20% 的实例，其中，运行时间限制设置为 10 小时。这主要因为随着样本规模的增加，模型中决策变量 z 的数量越来越多，分支切割数的规模越来越大，求解的效率也越来越低，收敛性越来越差，因此，当求解大规模实例时，只能求解出部分的实例。特别指出的是，本章所提出的模型、有效不等式和分支切割算法具有一般性，可以求解一般化的机会约束装箱问题，除了手术室计划问题，还包括设施选址问题、云计算决策、背包问题等。

本章提出了三类有效不等式，如何将本章的方法同 Song 等[2]的概率覆盖的方法相结合来进一步提高算法的求解效率可作为后续的研究方向。本章提出的不等式只适用于 0—1 变量的问题，如何将不等式一般化到存在整数变量和连续变量的问题也是后续重点关注的研究方向。

第 4 章　手术室分配问题的分布式鲁棒机会约束模型与算法

4.1　引言

在实际的问题中，患者的手术时间往往是不确定的，因此如何有效地处理这些不确定性成为研究的关键和难点。随机规划、鲁棒优化和分布式鲁棒优化作为处理不确定问题的三种常见方法，受到了越来越多学者的关注且被运用到了管理科学问题的各个领域。随机规划一般依赖于随机变量的概率分布已知，然而在实际问题中，随机变量精准的概率分布往往难以得到。分布式鲁棒机会约束优化假设随机变量精确的概率分布未知，基于概率分布的部分信息，以一定的概率保证最坏情况下系统的服务水平，给出具有鲁棒性的决策。它在一定程度上整合了随机规划与鲁棒优化的优点，克服了鲁棒优化方法取得的解过于保守的缺陷。在实际问题中，患者的就诊数据往往不大可能准确地描述服务时间的概率分布。因此，本章采用分布式鲁棒机会约束优化方法来研究手术室分配问题。

本章在第 3 章基础上，考虑了手术室安排手术台数的数量限制，即基数约束，以及手术时间概率分布所属的不确定集合，分别建立了机会约束随机规划和分布式鲁棒机会约束优化手术室计划模型，确定手术到手术室最优的分配决策。基于基数约束及二元双线性约束，得到了一类有效的不等式，这类有效不等式比第 3 章提出的覆盖不等式更有效。接着，一般化有效不等式，考虑多个双线性背包约束以及基数约束的交集，利用提升技术和启发式方法，得到了该集合的另一类有效不等式。这两类有效不等式进一步拓展到分布式鲁棒机会约束优化手术室分配模型。最后，提出了一个概率分布不等式的分支切割算法，该算法使用分布分离过程、有效不等式和可行不等式来求解分布式鲁棒机会约束优化手术室分配模型，并给出了该算法的收敛性证明。

本章在 4.2 节分别介绍了机会约束随机规划和分布式鲁棒机会约束优化的手术室分配模型，4.3 节提出了机会约束随机规划模型的两类有效不等式，并将这两类不等式拓展到分布式鲁棒机会约束优化模型，4.4 节提出了分离有效不等式和求解这两个模型的算法，4.5 节给出了算法的求解结果，4.6 节对本章进行了总结。

4.2　模型构建

4.2.1　问题描述

本章研究手术分配问题。在实际的问题中，患者的手术时间往往是不确定的，因此如何有效地处理这些不确定性成为研究的关键和难点。随机规划和分布式鲁棒优化作为处理不确定问题的两种常见方法，将患者的手术时间当作随机变量，基于手术时间离散的概率情景，引入控制手术室加班概率的机会约束，研究手术室的分配问题，确定最优的分配策略。由于该类问题可以转化为大规模的整数规划问题，进而需要较长的求解时间。为了提高模型的求解效率，本章提出了两类有效不等式，并结合分支切割算法进行求解。

本章的假设同第 3 章相似。基于此，研究服务时间不确定的手术分配问题，确定手术室的分配策略。

（1）集合与参数

$I=\{1,\cdots,|I|\}$ 表示一个计划周期内手术的集合；

$J=\{1,\cdots,|J|\}$ 表示手术室的集合；

$\Omega=\{1,\cdots,N\}$ 表示情景的集合；

c_{ij} 为手术 i 到手术室 j 的分配成本；

t_j 为手术室 j 的开放时长；

$\boldsymbol{\xi}=(\xi_1,\cdots,\xi_{|I|})^{\mathrm{T}}$ 为随机手术时间的长度；

$\mathbb{P}$ 表示随机手术时间 $\boldsymbol{\xi}$ 的联合概率分布；

ξ_i^ω 为情景 ω 下手术 i 的手术时长且 $\xi_i^\omega \leqslant t_j$；

p_ω 为情景的 ω 的概率，满足 $0 \leqslant p_\omega \leqslant \varepsilon$ 以及 $\sum_{\omega \in \Omega} p_\omega = 1$；

$\varepsilon \in [0, 1]$ 为手术室加班的风险参数；

ρ_j 为手术室 j 的安排手术的数量限制。

（2）决策变量

二元 0—1 整数变量 y_{ij} 表示手术病人 i 是否分配到手术室 j；

令 $\boldsymbol{y}_j = (y_{1j}, \cdots, y_{|I|j})^{\mathrm{T}}$，$\boldsymbol{y} = (\boldsymbol{y}_1, \cdots, \boldsymbol{y}_{|J|})^{\mathrm{T}}$。

4.2.2 （CAP）和（DR－CAP）模型

首先考虑机会约束随机规划的手术分配模型，该模型假设手术时间离散情景的概率 $\{p_\omega\}_{\omega \in \Omega}$ 已知。考虑每个手术室以至少 $1-\varepsilon$ 的概率保证手术室 j 手术结束的时间不超过手术室的开放时间，同时，保证每个手术患者只安排进一个手术室且每个手术室安排的患者人数不超过给定的数量限制，则机会约束随机规划的手术分配模型为

$$(\text{CAP}) \qquad \underset{\boldsymbol{y}}{\text{minimize}} \sum_{i \in I} \sum_{j \in J} c_{ij} y_{ij} \tag{4-1a}$$

$$\text{s. t.} \sum_{j \in J} y_{ij} = 1, \quad \forall i \in I \tag{4-1b}$$

$$\sum_{i \in I} y_{ij} \leqslant \rho_j, \quad \forall j \in J \tag{4-1c}$$

$$\mathbb{P}\Big\{\sum_{i \in I} \xi_i y_{ij} \leqslant t_j\Big\} \geqslant 1 - \varepsilon, \forall j \in J \tag{4-1d}$$

$$y_{ij} \in \{0,1\}, \quad \forall i \in I, \ j \in J \tag{4-1e}$$

目标（4－1a）为最小化手术到手术室的分配成本。约束（4－1b）保证手术 i 可以分配到任一手术室并且只能分配给一个手术。约束（4－1c）表示每个手术室最多安排 ρ_j 个手术。约束（4－1d）以 $1-\varepsilon$ 的概率保证所有手术的完成时间不超过该手术室的开放时长。约束（4－1e）定义了二元变量 y_{ij}。

机会约束随机规划模型假设手术时间的概率已知，而在实际问题中，手术时间的历史数据往往不能准确地预测出手术时间的概率分布。分布式鲁棒优化作为一种有效处理随机变量分布信息不完整的优化方法，假设分

布属于一个不确定集合，则机会约束（4－1d）应满足不确定集合中的所有分布。分布式鲁棒机会约束优化的手术室分配模型为

$$\text{(DR-CAP)} \qquad \underset{y}{\text{minimize}} \sum_{i\in I}\sum_{j\in J} c_{ij}y_{ij}$$

$$\text{s. t. } (4-1\text{b}),\ (4-1\text{c}),\ (4-1\text{e}),$$

$$\inf_{P\in\mathscr{P}} \mathbb{P}\left\{\sum_{i\in I}\xi_i y_{ij} \leqslant t_j\right\} \geqslant 1-\varepsilon,\ \forall j\in J \qquad (4-2)$$

其中，$\mathscr{P}$为概率分布$\mathbb{P}$的不确定集合。

接下来给出了两种常用的不确定集合的例子。第一种不确定集合为矩不确定集合。

$$\mathscr{P}_M = \left\{\boldsymbol{p}\in\mathbb{R}_+^N \middle| \sum_{\omega\in\Omega} p_\omega = 1, l_{ik} \leqslant \sum_{\omega\in\Omega} p_\omega (\xi_i^\omega)^k \leqslant u_{ik},\ \forall i\in I, k=\{1,\cdots,K\}\right\}$$

其中，u_{ik}和l_{ik}为随机变量k阶矩信息的上下界，$\forall i\in I, k=\{1,\cdots,K\}$。矩不确定集合下分布式鲁棒机会约束优化（4－2）为

$$\inf\left\{\sum_{\omega\in\Omega} p_\omega \mathbf{1}\left(\sum_{i\in I}\xi_i^\omega y_{ij} \leqslant t_j\right) \middle| \boldsymbol{p}\in\mathscr{P}_{\text{M}}\right\} \geqslant 1-\varepsilon,\ \forall j\in J$$

另一种不确定集合为 Wasserstein 不确定集合（Wasserstein Metric Based Ambiguity Set）。由于该不确定集合具有较好的性质，因此近年来在分布式鲁棒优化领域得到了越来越多的关注（如 Zhao 等[100]，Esfahani 等[99]），在本章的数值算例中，使用 1—范数 Wasserstein 集合作为分布式鲁棒机会约束优化模型的不确定集合，该不确定集合为

$$\mathscr{P}_W = \left\{\boldsymbol{p}\in\mathbb{R}_+^N \middle| \sum_{\omega\in\Omega} p_\omega = 1,\quad \sum_{\omega\in\Omega}\sum_{k\in\Omega} \|\boldsymbol{\xi}^\omega - \boldsymbol{\xi}^k\| \nu_{\omega k} \leqslant \eta,\right.$$

$$\left.\sum_{k\in\Omega}\nu_{\omega k} = p_\omega, \forall\omega\in\Omega,\ \sum_{\omega\in\Omega}\nu_{\omega k} = p_k^*, \forall k\in\Omega,\quad \nu_{\omega k}\geqslant 0, \forall\omega, k\in\Omega\right\}$$

其中，$\eta \geqslant 0$ 为 Wasserstein 半径，$\{p_k^*\}_{k\in\Omega}$为$\boldsymbol{\xi}_k$ 的先验概率分布。如果$\eta=0$，则$p_\omega = p_\omega^*$，$\forall\omega\in\Omega$，且（DR－CAP）转变为（CAP）。Wasserstein 不确定集合下分布式鲁棒机会约束（4－2）为

$$\inf\left\{\sum_{\omega\in\Omega} p_\omega \mathbf{1}\left(\sum_{i\in I}\xi_i^\omega y_{ij} \leqslant t_j\right) \middle| \boldsymbol{p}\in\mathscr{P}_w\right\} \geqslant 1-\varepsilon,\ \forall j\in J$$

在实际中，往往存在大量的历史数据，如手术时间，但人们很难得到随机的手术时间的精确概率分布。与文献中的大多数研究基于连续版本的分布式鲁棒不确定集合不同，本章采用的是基于离散数据样本的分布式鲁

棒不确定集合。本章基于这些历史数据（样本），构造了基于数据驱动的分布式鲁棒不确定集合（如上面提到的基于矩信息和基于 Wasserstein 距离的不确定集合的例子），这样使得分布式鲁棒优化模型与随机规划模型更具有可比性，同时还可以提出不同的有效不等式加速计算，设计高效的精确算法求解较大规模的问题。然而，在目前的研究中，针对 Wasserstein 不确定集合的分布式鲁棒优化或分布式鲁棒机会约束优化模型的求解方法，设计高效精确算法求解的研究较少，因此，本章的研究在一定程度上丰富了求解该类问题的文献。

4.2.3 （CAP）的二元整数规划模型

本节将（CAP）转化为二元整数规划问题，基于 Song 等[2]，介绍了大 - M 系数加强方法并利用动态规划的方法进行求解。为了转化机会约束，引入一个二元变量 z_j^w，表示手术室 j 在情景 ω 下是否加班，即

$$z_j^w = \begin{cases} 1, & \text{如果 } \sum_{i \in I} \xi_i^\omega y_{ij} \leqslant t_j \\ 0, & \text{其他} \end{cases}$$

$z_j^w = 1$，保证 $\sum_{i \in I} \xi_i^\omega y_{ij} \leqslant t_j$。否则，约束 $\sum_{i \in I} \xi_i^\omega y_{ij} \leqslant t_j$ 可能不成立。$\forall j \in J$，令 $\boldsymbol{z}_j = (z_{j1}, \cdots, z_{jN})^{\mathrm{T}}$，$\boldsymbol{z} = (\boldsymbol{z}_1, \cdots, \boldsymbol{z}_{|J|})^{\mathrm{T}}$。则机会约束（4 - 1d）转化为

$$\sum_{i \in I} \xi_i^\omega y_{ij} + (M_j^\omega - t_j) z_j^w \leqslant M_j^\omega, \quad \forall j \in J, \omega \in \Omega \tag{4-3a}$$

$$\sum_{\omega \in \Omega} p_\omega z_j^w \geqslant 1 - \varepsilon, \quad \forall j \in J \tag{4-3b}$$

其中，M_j^ω 为一个足够大的常数，保证约束（4 - 3a）成立，当 $z_j^\omega = 0$ 时。接下来，基于 Song 等[2]，介绍一种 M_j^ω 系数加强的方法。给定 $j \in J$，$\omega \in \Omega$，如果 M_j^ω 满足下列条件，约束（4 - 3a）仍然成立。

$$M_j^\omega \geqslant \bar{M}_j^\omega = \underset{\boldsymbol{y}_j \in \{0,1\}^{|I|}}{\text{maximize}} \left\{ \sum_{i \in I} \xi_i^\omega y_{ij} \,\middle|\, \mathbb{P}\left\{ \sum_{i \in I} \xi_i y_{ij} \leqslant t_j \right\} \geqslant 1 - \varepsilon, \sum_{i \in I} y_{ij} \leqslant \rho_j \right\} \tag{4-4}$$

对于 $j \in J$ 及 ω，$k \in \Omega$，令

$$m_j^\omega(k) = \underset{\boldsymbol{y}_j \in \{0,1\}^{|I|}}{\text{maximize}} \left\{ \sum_{i \in I} \xi_i^\omega y_{ij} \,\middle|\, \sum_{i \in I} \xi_i^k y_{ij} \leqslant t_j, \sum_{i \in I} y_{ij} \leqslant \rho_j \right\} \tag{4-5}$$

对 $m_j^{\omega}(k)$ 进行升序排列，使得 $m_j^{\omega}(k1) \leqslant \cdots \leqslant m_j^{\omega}(k_N)$。命题 4.1 给出了 $\bar{M}_j^{\omega}$ 的一个上界值。

命题 4.1　$m_j^{\omega}(k_q)$ 是 $\bar{M}_j^{\omega}$ 的一个上界值，其中 $q = \min\left\{l: \sum_{j=1}^{l} p_{k_j} > \varepsilon\right\}$。

证明： 令 $\boldsymbol{y}_j^*$ 为（4－4）的最优解。则存在至少一个 $k' \in \{k_1, \cdots, k_q\}$ 满足 $\sum_{i \in I} \xi_i^{k'} y_{ij}^* \leqslant t_j$。否则对于所有的 $k \in \{k_1, \cdots, k_q\}$，$\sum_{i \in I} \xi_i^{k} y_{ij}^* > t_j$。由于 $\sum_{j=1}^{q} p_{k_j} > \varepsilon$，不等式 $\mathbb{P}\left\{\sum_{i \in I} \xi_i y_{ij}^* \leqslant t_j\right\} \geqslant 1 - \varepsilon$ 不成立。这与机会约束（4－1d）相矛盾。因此当 $k = k'$ 时，$\boldsymbol{y}_j^*$ 是（4－5）的一个可行解。所以 $m_j^{\omega}(k_{q+1}) \geqslant m_j^{\omega}(k') \geqslant \sum_{i \in I} \xi_i^{\omega} y_{ij}^* = \bar{M}_j^{\omega}$。因此，$m_j^{\omega}(k_{q+1})$ 是 $\bar{M}_j^{\omega}$ 的一个上界值。

因此，（CAP）等价于二元整数规划问题（4－6）。

$$\text{(IP)} \qquad \underset{\boldsymbol{y}, z}{\text{minimize}} \sum_{i \in I} \sum_{j \in J} c_{ij} y_{ij} \tag{4-6a}$$

$$\text{s. t. } (4-1\text{b}), (4-1\text{c}), (4-3\text{b}),$$

$$\sum_{i \in I} \xi_i^{\omega} y_{ij} + \left(m_j^{\omega}(k_q) - m_j^{\omega}(\omega)\right) z_j^{w} \leqslant m_j^{\omega}(k_q), \ \forall j \in J, \ \omega \in \Omega \tag{4-6b}$$

$$y_{ij}, \ z_j^{w} \in \{0,1\}, \ \forall i \in I, j \in J, \omega \in \Omega \tag{4-6c}$$

问题（4－5）包含一个背包约束和一个基数约束，动态规划的方法能用来求解问题（4－5）。对于 $j \in J$，当 t_j 和 ρ_j 的大小适中时，动态规划是一种求解问题（4－5）的有效方法。

令 $D(|I|, t_j, \rho_j)$ 代表（4－5），其中 $|I|$ 表示 $\boldsymbol{y}_j$ 的 $|I|$ 个变量。考虑 $D(|I|, t_j, \rho_j)$ 的子问题 $D(n, t_j^0, \rho_j^0)$，该子问题包括（4－5）中变量 $\boldsymbol{y}_j$ 的前 n 个变量以及约束的右侧值。令 $S(n, t_j^0, \rho_j^0)$ 为 $D(n, t_j^0, \rho_j^0)$ 的最优目标值。如果 $D(n, t_j^0, \rho_j^0)$ 不可行，令 $S(n, t_j^0, \rho_j^0) = -\infty$。由于 y_{nj} 是二元变量，如果 $y_{nj} = 0$，$S(n, t_j^0, \rho_j^0)$ 等于 $S(n-1, t_j^0, \rho_j^0)$，即为子问题 $D(n-1, t_j^0, \rho_j^0)$ 的最优目标值。如果 $y_{nj} = 1$，$S(n, t_j^0, \rho_j^0)$ 等于 $S(n-1, t_j^0 - \xi_n^k, \rho_j^0 - 1) + \xi_n^w$，为 $D(n-1, t_j^0 - \xi_n^k, \rho_j^0 - 1)$ 的最优目标值加上 ξ_n^w。因此，

$$S(n, t_j^0, \rho_j^0) = \max\{S(n-1, t_j^0, \rho_j^0), S(n-1, t_j^0 - \xi_n^k, \rho_j^0 - 1) + \xi_n^{\omega}\}$$

其中 $n=2$, …, $|I|$, $t_j^0 \leqslant t_j$, $\rho_j^0 \leqslant \rho_j$。易知该动态规划方法的时间复杂度为 $O(|I|(\max\{t_j, \rho_j\})^2)$。

4.2.4 （DR－CAP）的半无限整数规划模型

定理4.1给出了一般化不确定集合 $\mathscr{P}$（如矩不确定集合 $\mathscr{P}_M$，Wasserstein 不确定集合 $\mathscr{P}_W$，或者其他具有类似结构的不确定集合）下（DR－CAP）的半无限整数规划（SIP）模型。

定理4.1 （DR－CAP）等价于半无限整数规划问题（4－7）。

(SIP)
$$\underset{y,z}{\text{minimize}} \sum_{i \in I} \sum_{j \in J} c_{ij} y_{ij} \tag{4-7a}$$

$$\text{s. t. } (4-1b), (4-1c),$$

$$\inf_{p \in \mathscr{P}} \sum_{\omega \in \Omega} p_\omega z_j^w \geqslant 1 - \varepsilon, \quad \forall j \in J \tag{4-7b}$$

$$\sum_{i \in I} \xi_i^\omega y_{ij} + (m_j^\omega(k_{\bar{q}}) - m_j^\omega(\omega)) z_j^w \leqslant m_j^\omega(k_{\bar{q}}), \quad \forall j \in J, \omega \in \Omega \tag{4-7c}$$

$$y_{ij}, z_j^w \in \{0,1\}, \quad \forall i \in I, j \in J, \omega \in \Omega \tag{4-7d}$$

其中 $\bar{q} = \min\left\{ l \,|\, \sup\limits_{p \in \mathscr{P}} \sum_{j=1}^{l} p_{k_j} > \varepsilon \right\}$。

证明： 首先证明 $m_j^\omega(k_{\bar{q}})$ 是 $\bar{M}_j^\omega$ 的一个上界。令

$$\bar{M}_j^\omega = \underset{y}{\text{maximize}} \sum_{i \in I} \xi_i^\omega y_{ij} \tag{4-8a}$$

$$\text{s. t. } \sum_{i \in I} y_{ij} \leqslant \rho_j, \inf_{P \in \mathscr{P}} \mathbb{P}\left\{ \sum_{i \in I} \xi_i y_{ij} \leqslant t_j \right\} \geqslant 1 - \varepsilon, \quad \forall j \in J \tag{4-8b}$$

假设 y_{ij}^* 为（4－8）最优解，则至少存在一个 $k' \in \bar{\Omega} = \{1, \cdots, \bar{q}\}$ 满足 $\sum_{i \in I} \xi_i^{k'} y_{ij}^* \leqslant t_j$。否则，$\sum_{i \in I} \xi_i^k y_{ij}^* > t_j$，对于所有 $k \in \{1, \cdots, \bar{q}\}$。则

$$\inf_{P \in \mathscr{P}} \mathbb{P}\left\{ \sum_{i \in I} \xi_i y_{ij}^* \leqslant t_j \right\} = \inf_{p \in \mathscr{P}} \sum_{\omega \in \Omega} p_\omega \mathbf{1}\left(\sum_{i \in I} \xi_i^\omega y_{ij}^* \leqslant t_j \right) = \inf_{p \in \mathscr{P}} \sum_{\omega \in \Omega \setminus \bar{\Omega}} p_\omega \mathbf{1}\left(\sum_{i \in I} \xi_i^\omega y_{ij}^* \leqslant t_j \right) \leqslant \inf_{p \in \mathscr{P}} \sum_{\omega \in \Omega \setminus \bar{\Omega}} p_\omega = \inf_{p \in \mathscr{P}} \left(1 - \sum_{\omega \in \bar{\Omega}} p_\omega \right) = 1 - \sup_{p \in \mathscr{P}} \sum_{\omega \in \bar{\Omega}} p_\omega < 1 - \varepsilon$$

这与分布式鲁棒机会约束（4－2a）相矛盾。则 $m_j^\omega(k_{\bar{q}}) \geqslant m_j^\omega(k') \geqslant \bar{M}_j^\omega$，表明约束（4－7c）成立。因此，（DR－CAP）等价于（4－7）。

当不确定 $\mathscr{P}$ 是矩不确定集合或者 Wasserstein 不确定集合时，定理 4.1 中的 $\bar{q}$ 通过一系列线性规划问题求解。

推论 4.1　令 $\{p_{\omega}^{0}\}_{\omega\in\Omega}$ 属于不确定集合 $\mathscr{P}$，令 $q^{0}=\min\left\{l \mid \sum_{j=1}^{l}p_{k_j}^{0}>\varepsilon\right\}$，则 $\bar{q}\leqslant q^{0}$，$m_j^{\omega}(k_{\bar{q}})\leqslant m_j^{\omega}(k_{q^0})$。

证明： 由于 $\sup\limits_{p\in\mathscr{P}}\sum_{j=1}^{q^0}p_{k_j}\geqslant\sum_{j=1}^{q^0}p_{k_j}^{0}>\varepsilon$，则 $q^{0}\geqslant\bar{q}$ 且 $m_j^{\omega}(k_{\bar{q}})\leqslant m_j^{\omega}(k_{q^0})$。

4.2.5 （CAP）和（DR－CAP）的二元双线性整数规划

4.2.3 节及 4.2.4 节介绍了（CAP）的二元整数规划模型和（DR－CAP）的半无限整数规划模型，本节将介绍（CAP）和（DR－CAP）的另一种等价形式。易知约束（4－6b）和（4－7c）也等价于

$$\sum_{i\in I}\xi_i^{\omega}y_{ij}z_j^{w}\leqslant m_j^{\omega}(\omega)z_j^{w},\quad\forall j\in J,\omega\in\Omega \tag{4-9}$$

因此，利用约束（4－9）可分别得到（CAP）和（DR－CAP）的二元双线性整数规划问题。下面的命题展示了该双线性规划问题同（SIP）的关系。对（CAP）可得到相似的结论。

命题 4.2　（DR－CAP）的二元双线性整数规划模型的线性松弛问题强于（SIP）的线性松弛问题，而且（CAP）也具有相同的性质。

由于约束（4－1c）、（4－3b）、（4－9）定义了（CAP）二元双线性整数规划问题的关键子结构，令

$$H=\{(\boldsymbol{y},\boldsymbol{z})\in\{0,1\}^{|I||J|}\times\{0,1\}^{N|J|}\mid(4-1\text{c}),(4-3\text{b}),(4-9)\}$$

对于 $j\in J$，令

$$G_j=\left\{(\boldsymbol{y}_j,\boldsymbol{z}_j)\in\{0,1\}^{|I|+N}\;\middle|\;\sum_{i\in I}y_{ij}\leqslant\rho_j,\sum_{i\in I}\xi_i^{\omega}y_{ij}z_j^{w}\leqslant m_j^{\omega}(\omega)z_j^{w},\sum_{\omega\in\Omega}p_{\omega}z_j^{w}\geqslant 1-\varepsilon\right\}$$

则有

$$H=\bigcap_{j\in J}\{(\boldsymbol{y},\boldsymbol{z})\mid(\boldsymbol{y}_j,\boldsymbol{z}_j)\in G_j\}$$

conv(·)表示集合的凸包。下面的命题表明，可以通过生成 conv(G_j)的有效不等式，得到 conv(H)的有效不等式。

命题 4.3　如果一个不等式对 conv(G_j)是有效的，则这个不等式一定

对 conv(H)也是有效的。此外，如果一个不等式是 conv(G_j)小平面定义的不等式，则它也是 conv(H)小平面定义的不等式。

证明：集合 $H=\cap_{j\in J}\{(\boldsymbol{y},z)\mid(\boldsymbol{y}_j,z_j)\in G_j\}$ 表明 $H\subseteq G_j$。因此，如果有一个不等式对 conv(G_j)是有效的，则也对 conv(H)是有效的。如果一个不等式是 conv(G_j)的小平面定义的不等式，则存在$|I|+N$个仿射独立的可行点在等号处满足这个不等式。这是由于这个不等式没有关于（$\boldsymbol{y}_{j1}$，z_{j1}）对于$j_1\in J$ 和 $j_1\neq j$ 的系数，因此，对于 $j_1\in J$ 及 $j_1\neq j$，通过适当的选取（$\boldsymbol{y}_{j1}$，z_{j1}）的值很容易将$|I|+N$个仿射独立的可行点拓展到$|I|\times|J|+|J|\times N$个仿射独立的可行点。

命题4.3给出了研究集合 G_j 的意义。因此，本章将考虑生成 G_j 的有效不等式。类似地，定义（DR－CAP）一个重要的子结构 G_j' 并得到 G_j' 的有效不等式。对于$j\in J$，令

$$G_j' = \left\{(\boldsymbol{y}_j,\boldsymbol{z}_j)\in\{0,1\}^{|I|+N}\,\middle|\,\sum_{i\in I}y_{ij}\leqslant\rho_j,\right.$$
$$\left.\sum_{i\in I}\xi_i^{\omega}y_{ij}z_j^{w}\leqslant m_j^{\omega}(\omega)z_j^{w},\inf_{p\in\mathscr{P}}p^{\mathrm{T}}\boldsymbol{z}_j\geqslant 1-\varepsilon\right\}$$

4.3（CAP）和（DR－CAP）的有效不等式

4.3.1节应用二元双线性背包问题的提升技术得到一类有效不等式。由于提升技术的灵活性，4.3.2节进一步得到集合 G_j 和 G_j' 的有效不等式。

4.3.1 覆盖不等式

本节假设$j\in J$及$\omega\in\Omega$固定。定义二元双线性背包集合：

$$F_{j\omega}=\left\{(\boldsymbol{y}_j,z_j^{w})\in\{0,1\}^{|I|}\times\{0,1\}\,\middle|\,\sum_{i\in I}y_{ij}\leqslant\rho_j,\sum_{i\in I}\xi_i^{\omega}y_{ij}z_j^{w}\leqslant m_j^{\omega}(\omega)z_j^{w}\right\}$$

注意到 conv($F_{j\omega}$)的有效不等式对（CAP）和（DR－CAP）也是有效的。同第3章相比，集合 $F_{j\omega}$包含了一个基数不等式。当 $z_j^{w}=1$，集合 $F_{j\omega}$变为集合 $Q_{j\omega}$。

$$Q_{j\omega}=\left\{\boldsymbol{y}\in\{0,1\}^{|I|}\,\middle|\,\sum_{i\in I}y_{ij}\leqslant\rho_j,\sum_{i\in I}\xi_i^{\omega}y_{ij}\leqslant m_j^{\omega}(\omega)\right\}$$

首先，本节将单背包约束集合（Zemel[131]、Gu 等[132]）的小平面定义的不等式拓展到集合 $Q_{j\omega}$ 的小平面定义的不等式，进一步得到 $\mathrm{conv}(F_{j\omega})$ 的小平面定义的不等式。最后，通过限制变量 $\boldsymbol{y}_j$ 的可行域得到（CAP）和（DR－CAP）的有效不等式。

定义 4.1　如果 $\sum_{i\in C}\xi_i^{\omega} > m_j^{\omega}(\omega)$，集合 $C\subseteq I$ 是 $\sum_{i\in I}\xi_i^{\omega}y_{ij}\leqslant m_j^{\omega}(\omega)$ 的覆盖集合。覆盖集合 C 是最小的，如果 C 的所有子集都不是 $\sum_{i\in I}\xi_i^{\omega}y_{ij}\leqslant m_j^{\omega}(\omega)$ 的覆盖集合。

本节假设 C 是 $\sum_{i\in I}\xi_i^{\omega}y_{ij}\leqslant m_j^{\omega}(\omega)$ 的最小覆盖集合。如果 C 满足 $|C|>\rho_j$，C 也是 $\sum_{i\in I}y_{ij}\leqslant\rho_j$ 的一个覆盖集合。令集合 $D\subseteq C$。命题 4.4 给出了以下凸包的小平面定义的有效不等式。

$$\mathrm{conv}\left(\left\{\boldsymbol{y}_j\in\{0,1\}^{|I|}\,\middle|\,\sum_{i\in I}y_{ij}\leqslant\rho_j,\sum_{i\in I}\xi_i^{\omega}y_{ij}\leqslant m_j^{\omega}(\omega),\right.\right.$$
$$\left.\left.y_{ij}=0,i\in I\backslash C,y_{ij}=1,i\in D\right\}\right)\tag{4-10}$$

命题 4.4　不等式

$$\sum_{i\in C\backslash D}y_{ij}\leqslant|C\backslash D|-1\tag{4-11}$$

对（4－10）是有效的。如果 $|C|\leqslant\rho_{j+1}$，则（4－11）是（4－10）的小平面定义的不等式。

证明：基于集合 C 的定义，易知不等式（4－11）对（4－10）是有效的。考虑下面 $|C\backslash D|$ 个（4－10）的可行点：对于 $k\in C\backslash D$，令 $y_{ij}=1$，$\forall i\in C\backslash\{D\cup k\}$，$y_{ij}=0$，$\forall i\in k\cup(I\backslash C)$，以及 $y_{ij}=1$，$\forall i\in D$；这 $|C\backslash D|$ 个可行点是仿射独立的且在等号处满足不等式（4－11）。

向上提升系数：不等式（4－11）对 $Q_{j\omega}$ 通常不是小平面定义的。为了得到 $Q_{j\omega}$ 的小平面定义不等式，首先计算在集合 $I\backslash C$ 中变量的系数。这个计算过程称为向上提升。

通过使用向上提升技术，可以得到以下形式的不等式：

$$\sum_{i\in C\backslash D}y_{ij}+\sum_{i\in I\backslash C}\alpha_i y_{ij}\leqslant|C\backslash D|-1\tag{4-12}$$

其中，α_i 称为向上提升系数。令 $\boldsymbol{\pi}=\{\pi_1,\cdots,\pi_{|I\backslash C|}\}$ 为集合 $I\backslash C$ 的一个序列。对于 $k=1,\cdots,|I\backslash C|$，令

$$\mathrm{obj}_{\pi_k} = \underset{\boldsymbol{y}_j}{\mathrm{maximize}} \sum_{i \in C \setminus D} y_{ij} + \sum_{i=\pi_1}^{\pi_{k-1}} \alpha_i y_{ij} \tag{4-13a}$$

$$\text{s. t.} \sum_{i \in C \setminus D} \xi_i^{\omega} y_{ij} + \sum_{i=\pi_1}^{\pi_{k-1}} \xi_i^{\omega} y_{ij} \leqslant m_j^{\omega}(\omega) - \xi_{\pi_k}^{\omega} - \sum_{i \in D} \xi_i^{\omega} \tag{4-13b}$$

$$\sum_{i \in C \setminus D} y_{ij} + \sum_{i=\pi_1}^{\pi_{k-1}} y_{ij} \leqslant \rho_j - 1 - |D| \tag{4-13c}$$

$$y_{ij} \in \{0,1\}, \quad \forall i \in (C \setminus D) \cup \{\pi_1, \cdots, \pi_{k-1}\} \tag{4-13d}$$

不同$I\setminus C$的序列可能导致不同的有效不等式[135]。当 $y_{ij}=1$，$i \in D$ 时，下面的引理给出了不等式（4－12）是小平面定义的充分条件。

引理 4.1 对于 $k=1,\cdots,|I\setminus C|$，令 $\alpha_{\pi_k} = |C\setminus D| - 1 - \mathrm{obj}_{\pi_k}$，其中 $\mathrm{obj}_{\pi k}$ 在（4－13）中定义。不等式（4－12）对

$$\mathrm{conv}\left(\left\{\boldsymbol{y}_j \in \{0,1\}^{|I|} \,\middle|\, \sum_{i \in I} y_{ij} \leqslant \rho_j, \sum_{i \in I} \xi_i^{\omega} y_{ij} \leqslant m_j^{\omega}(\omega), y_{ij} = 1, \forall i \in D\right\}\right) \tag{4-14}$$

是有效的。如果 $|C| \leqslant \rho_j + 1$，不等式（4－12）对（4－14）是小平面定义的。

证明：假设存在一个 $\hat{\boldsymbol{y}}_j$ 属于集合 $\left\{\boldsymbol{y}_j \in \{0,1\}^{|I|} \,\middle|\, \sum_{i \in I} y_{ij} \leqslant \rho_j, \sum_{i \in I} \xi_i^{\omega} y_{ij} \leqslant m_j^{\omega}(\omega), y_{ij}=1, i \in D\right\}$，使得 $\sum_{i \in C\setminus D} \hat{y}_{ij} \leqslant |C\setminus D| - 1$ 及 $\sum_{i \in C\setminus D} \hat{y}_{ij} + \sum_{i \in I\setminus C} \alpha_i \hat{y}_{ij} > |C\setminus D| - 1$。令 $r = \max\left\{k \,\middle|\, \sum_{i \in C\setminus D} \hat{y}_{ij} + \sum_{i=\pi_1}^{\pi_k} \alpha_i \hat{y}_{ij} \leqslant |C\setminus D| - 1\right\}$。则

$$\begin{aligned}
\sum_{i \in C\setminus D} \hat{y}_{ij} + \sum_{i=\pi_1}^{\pi_{r+1}} \alpha_i \hat{y}_{ij} &= \sum_{i \in C\setminus D} \hat{y}_{ij} + \sum_{i=\pi_1}^{\pi_r} \alpha_i \hat{y}_{ij} + \alpha_{\pi_{r+1}} \hat{y}_{\pi_{r+1},j} \\
&= \sum_{i \in C\setminus D} \hat{y}_{ij} + \sum_{i=\pi_1}^{\pi_r} \alpha_i \hat{y}_{ij} + (|C\setminus D| - 1 - \mathrm{obj}_{\pi_{r+1}}) \hat{y}_{\pi_{r+1},j} \\
&\leqslant |C\setminus D| - 1
\end{aligned}$$

这与 r 的定义相矛盾。因此，不等式（4－12）是有效的。

考虑以下（4－14）的 $|I\setminus D|$ 个可行点：对于 $k \in C\setminus D$：$y_{ij}=1$，$\forall i \in C\setminus\{D \cup k\}$ 及 $y_{ij}=0$，$\forall i \in k \cup (I\setminus C)$；对于 $k=1,\cdots,|I\setminus C|$：$y_{\pi_{kj}}=1$，$y_{ij}=0$，$\forall i \in \{\pi_{k+1},\cdots,\pi_{|I\setminus C|}\}$，以及 $\{y_{ij}\}_{i \in (C\setminus D)} \cup \{\pi_1,\cdots,\pi_{k-1}\}$ 为（4－13）的最优解。以上（4－14）的可行点满足 $y_{ij}=1$，$\forall i \in D$。易得

$|I\backslash D|$个可行点在等号处满足不等式（4－12）并且是仿射独立的。

向上提升系数的动态规划方法：动态规划可以用来求解二元背包问题的向上提升系数（如 Zemel[131]）。本节利用该方法求解向上提升系数 α_i。对于 $k=1,\cdots,|I\backslash C|$，$\lambda_1=0,\cdots,|C\backslash D|-1$ 及 $\lambda_2=0,\cdots,\rho_j-1-|D|$，求解下列问题：

$$A_{\pi_k}(\lambda_1,\lambda_2)=\underset{y_j}{\text{minimize}}\sum_{i\in C\backslash D}\xi_i^\omega y_{ij}+\sum_{i=\pi_1}^{\pi_{k-1}}\xi_i^\omega y_{ij}$$

$$\text{s.t.}\sum_{i\in C\backslash D}y_{ij}+\sum_{i=\pi_1}^{\pi_{k-1}}\alpha_i y_{ij}\geqslant\lambda_1$$

$$\sum_{i\in C\backslash D}y_{ij}+\sum_{i=\pi_1}^{\pi_{k-1}}y_{ij}\leqslant\lambda_2$$

$$y_{ij}\in\{0,1\},\ \forall i\in C\cup\{\pi_1,\cdots,\pi_{k-1}\}$$

易知 $\text{obj}_{\pi_k}=\max\{\lambda_1:A_{\pi_k}(\lambda_1,\rho_j-1-|D|)\leqslant m_j^\omega(\omega)-\xi_{\pi_k}^\omega-\sum_{i\in D}\xi_i^\omega\}$。令 l_t，$t=0,\cdots,|C\backslash D|-1$ 为 t 个最小 ξ_i^ω 的和，$i\in C\backslash D$。算法5（图4－1）给出了求解 α_i 的动态规划方法。

向下提升系数：同向上提升类似，向下提升计算变量 y_{ij}，$i\in D$ 的系数。使用向下提升技术可得到 $\text{conv}(Q_{j\omega})$的小平面定义的不等式：

$$\sum_{i\in C\backslash D}y_{ij}+\sum_{i\in I\backslash C}\alpha_i y_{ij}+\sum_{i\in D}\beta_i y_{ij}\leqslant|C\backslash D|+\sum_{i\in D}\beta_i-1 \tag{4-15}$$

其中，对于 $i\in D$，β_i 称为向下提升系数。令 $\boldsymbol{\kappa}=\{\kappa_1,\cdots,\kappa_{|D|}\}$ 为集合 D 的一个序列。对于 $l=1,\cdots,|D|$，令

$$\text{obj}_{\kappa_l}=\underset{y_j\in\{0,1\}^{|I|}}{\text{maximize}}\sum_{i\in C\backslash D}y_{ij}+\sum_{i\in I\backslash C}\alpha_i y_{ij}+\sum_{i=\kappa_1}^{\kappa_{l-1}}\beta_i y_{ij} \tag{4-16a}$$

$$\text{s.t.}\sum_{i\in I}\xi_i^\omega y_{ij}\leqslant m_j^\omega(\omega) \tag{4-16b}$$

$$\sum_{i\in I}y_{ij}\leqslant\rho_j \tag{4-16c}$$

$$y_{\kappa_l j}=0,\ y_{ij}=1,\ \forall i\in\{\kappa_{l+1},\cdots,\kappa_{|D|}\} \tag{4-16d}$$

引理4.2　对于 $l=1,\cdots,|D|$，令 $\beta_{\kappa_l}=\text{obj}_{\kappa_l}-\sum_{i=\kappa_1}^{\kappa_{l-1}}\beta_i-|C\backslash D|+1$。不等式（4－15）对 $\text{conv}(Q_{j\omega})$是有效的。如果 $|C|\leqslant\rho_{j+1}$，（4－15）是 $\text{conv}(Q_{j\omega})$的小平面定义的不等式。

算法 5：向上提升系数的动态规划方法

```
for λ_2 = 0, ⋯, ρ_j − 1 − |D| do
    for λ_1 = 0, ⋯, |C\D| − 1 do
        if λ_1 ≤ λ_2 then
            A_{π_1}(λ_1, λ_2) = l_{λ_1}
        end
        else
            A_{π_1}(λ_1, λ_2) = +∞
        end
    end
end
for k = 1, ⋯, |I\C| do
    obj_{π_k} = max{ λ_1 : A_{π_k}(λ_1, ρ_j − 1 − |D|) ≤ m_j^ω(ω) − ξ^ω_{π_k} − Σ_{i∈D} ξ_i^ω }
    α_{π_k} = |C\D| − 1 − obj_{π_k}
    for λ_2 = 0, ⋯, ρ_j − 1 − |D| do
        for λ_1 = 0, ⋯, |C\D| − 1 do
            if λ_1 ≥ α_{π_k} 及 λ_2 ≥ 1 then
                A_{π_{k+1}}(λ_1, λ_2) = min{ A_{π_k}(λ_1, λ_2), A_{π_k}(λ_1 − α_{π_k}, λ_2 − 1) + ζ^ω_{π_k} }
            end
            else
                A_{π_{k+1}}(λ_1, λ_2) = A_{π_k}(λ_1, λ_2)
            end
        end
    end
end
```

图 4-1　算法 5

证明：假设存在一个 $\hat{\boldsymbol{y}}_j \in Q_{j\omega}$ 违反不等式（4-15）。$\boldsymbol{\kappa}$ 分为 $D^0 = \{i \in \boldsymbol{\kappa} \mid \hat{y}_{ij} = 0\}$ 和 $D^1 = \{i \in \boldsymbol{\kappa} \mid \hat{y}_{ij} = 1\}$。假设集合 D^0 中最后一个元素为 κ_h，其中 $h \leq |D|$。则

$$\sum_{i \in C \setminus D} \hat{y}_{ij} + \sum_{i \in I \setminus C} \alpha_i \hat{y}_{ij} > |C \setminus D| + \sum_{i \in D^0} \beta_i - 1$$

由于

$$|C\backslash D|+\sum_{i\in D^0}\beta_i-1=|C\backslash D|+\mathrm{obj}_{\kappa_h}-\sum_{i=\kappa_1}^{\kappa_{h-1}}\beta_i-|C\backslash D|+1+\sum_{i\in D^0\backslash\kappa_h}\beta_i-1$$

$$=\mathrm{obj}_{\kappa_h}-\sum_{i=\kappa_1}^{\kappa_{h-1}}\beta_i+\sum_{i\in D^0\backslash\kappa_h}\beta_i$$

基于 obj_{κ_h} 的定义，当 $l=h$ 时，有 $\hat{\boldsymbol{y}}_j$ 是（4－16）的一个可行解。因此，

$$\mathrm{obj}_{\kappa_h}-\sum_{i=\kappa_1}^{\kappa_{h-1}}\beta_i+\sum_{i\in D^0\backslash\kappa_h}\beta_i\geqslant\sum_{i\in C\backslash D}\hat{y}_{ij}+\sum_{i\in I\backslash C}\alpha_i\hat{y}_{ij}+\sum_{i=\kappa_1}^{\kappa_{h-1}}\beta_i\hat{y}_{ij}-$$

$$\sum_{i=\kappa_1}^{\kappa_{h-1}}\beta_i+\sum_{i\in D^0\backslash\kappa_h}\beta_i=\sum_{i\in C\backslash D}\hat{y}_{ij}+\sum_{i\in I\backslash C}\alpha_i\hat{y}_{ij}$$

这是一个矛盾。因此，不等式（4－15）对 $\mathrm{conv}(Q_{j\omega})$ 是有效的。

考虑以下 $|I|$ 个可行点：当 $y_{ij}=1$，$\forall i\in D$ 时，则存在 $|I\backslash C|$ 仿射独立的可行点且在等号处满足不等式（4－15）；对于 $l\in\{1,\cdots,|D|\}$：$y_{\kappa lj}=0$，其余的 y_{ij} 为式（4－16）的可行解。这些 $|I|$ 个可行点在等号处满足（4－15）且仿射独立。

定理 4.2　覆盖不等式

$$\sum_{i\in C\backslash D}y_{ij}+\sum_{i\in I\backslash C}\alpha_iy_{ij}+\sum_{i\in D}\beta_iy_{ij}+\gamma(z_\omega-1)\leqslant|C\backslash D|+\sum_{i\in D}\beta_i-1 \tag{4-17}$$

对 $\mathrm{conv}(F_{j\omega})$ 是有效的，其中

$$\gamma=\max_{\boldsymbol{y}_j\in\{0,1\}^{|I|}}\sum_{i\in C\backslash D}y_{ij}+\sum_{i\in I\backslash C}\alpha_iy_{ij}+\sum_{i\in D}\beta_iy_{ij}-|C\backslash D|-\sum_{i\in D}\beta_i+1 \tag{4-18a}$$

$$\text{s. t.}\ \sum_{i\in I}y_{ij}\leqslant\rho_j \tag{4-18b}$$

如果 $|C|\leqslant\rho_{j+1}$，则（4－17）是 $\mathrm{conv}(F_{j\omega})$ 的小平面定义的不等式。

证明：当 $z_\omega=1$ 时，根据引理 4.2，（4－17）对 $\mathrm{conv}(F_{j\omega})$ 是有效的。当 $z_\omega=0$ 时，根据 γ 的定义，（4－17）对 $\mathrm{conv}(F_{j\omega})$ 同样是有效的。因此，（4－17）是 $\mathrm{conv}(F_{j\omega})$ 的有效不等式。

考虑下面 $|I|+1$ 个可行点：当 $z_\omega=1$ 时，存在 $|I|$ 个 $\mathrm{conv}(F_{j\omega})$ 的可行点，是仿射独立的且在等号处满足（4－17）；当 $z_\omega=0$，令 $\boldsymbol{y}_j$ 为（4－18）的最优点。这 $|I|+1$ 个可行点是仿射独立的且在等号处满足（4－17）。因

此，不等式（4－17）是 $\mathrm{conv}(F_{j\omega})$ 的小平面定义的不等式。

在问题（4－18）中，通过利用不等式（4－1d）来限制变量 $\boldsymbol{y}_j$ 的可行域可得到一个系数更小的有效不等式。

定理 4.3 对于 $k\in\Omega\backslash\{\omega\}$，令

$$\delta_k = \max_{y_j\in\{0,1\}^{|I|}} \sum_{i\in C\backslash D} y_{ij} + \sum_{i\in I\backslash C}\alpha_i y_{ij} + \sum_{i\in D}\beta_i y_{ij} - |C\backslash D| - \sum_{i\in D}\beta_i + 1 \tag{4-19a}$$

$$\text{s. t. } \sum_{i\in I}\xi_i^k y_{ij} \leqslant m_j^k(k) \tag{4-19b}$$

$$\sum_{i\in I} y_{ij} \leqslant \rho_j \tag{4-19c}$$

对 δ_k 进行排序，使得 $\delta_{k_1}\leqslant\cdots\leqslant\delta_{k_{|\Omega|-1}}$。令 $q^1 := \min\left\{l \,\middle|\, \sum_{j=1}^{l} p_{k_j^1} > \varepsilon\right\}$，则当 $\gamma=\delta_{k_{q^1}}$ 时，不等式（4－17）对（CAP）是有效的。

证明：令

$$\gamma = \max_{y_j\in\{0,1\}^{|I|}} \sum_{i\in C\backslash D} y_{ij} + \sum_{i\in I\backslash C}\alpha_i y_{ij} + \sum_{i\in D}\beta_i y_{ij} - |C\backslash D| - \sum_{i\in D}\beta_i + 1 \tag{4-20a}$$

$$\text{s. t. } \sum_{k\in\Omega\backslash\{\omega\}} p_k \mathbf{1}\left\{\sum_{i\in I}\xi_i^k y_{ij} \leqslant t_j\right\} \geqslant 1-\varepsilon \tag{4-20b}$$

$$\sum_{i\in I} y_{ij} \leqslant \rho_j \tag{4-20c}$$

由于 $\boldsymbol{y}_j$ 满足机会约束（4－1d）且在计算 γ 时 $z_\omega=0$，因此不等式（4－17）对（CAP）是有效的。

令 $\hat{\boldsymbol{y}}_j$ 为问题（4－20）的最优解。因此，则至少存在一个 $k'\in\{k_1,\cdots,k_{q^1}\}$ 满足 $\sum_{i\in I}\xi_i^{k'}\hat{y}_{ij}\leqslant t_j$。否则，如果 $\sum_{i\in I}\xi_i^k\hat{y}_{ij} > t_j$ 对于所有的 $k\in\{k_1,\cdots,k_{q^1}\}$，则有 $\sum_{k\in\{k_1,\cdots,k_{q^1}\}} p_k\mathbf{1}\left\{\sum_{i\in I}\xi_i^k\hat{y}_{ij} > t\right\} > \varepsilon$，表明 $\hat{\boldsymbol{y}}_j$ 违反不等式（4－20b）。因此，当 $k=k'$ 时，$\hat{\boldsymbol{y}}_j$ 是（4－19）的可行解。因此 $\delta_{k_{q^1}}\geqslant\delta_{k'}\geqslant\gamma$，且当 $\gamma=\delta_{k_q}$ 时，不等式（4－17）对（CAP）是有效的。

类似地，在问题（4－18）中，通过分布式鲁棒机会约束优化（4－2a）来限制变量 $\boldsymbol{y}_j$ 的可行域，以得到（DR－CAP）的有效不等式。

定理 4.4 对于 $k\in\Omega\backslash\{\omega\}$，令 δ_k 与定理 4.3 中的定义相同，对 δ_k 进

行排序，使得 $\delta_{k_1^1} \leqslant \cdots \leqslant \delta_{k_{|\Omega|-1}^1}$。令 $\bar{q}^1 = \min\left\{ l \mid \sup_{p \in \mathscr{P}} \sum_{j=1}^{l} p_{k_j^1} > \varepsilon \right\}$。因此，当 $\gamma = \delta_{k_{\bar{q}}^1}$ 时，不等式（4-17）对（DR-CAP）是有效的。进一步地，如果 $\{\hat{p}_\omega\}_{\omega \in \Omega} \in \mathscr{P}$，令 $\hat{q}^1 := \min\left\{ l \,\middle|\, \sum_{j=1}^{l} \hat{p}_{k_j^1} > \varepsilon \right\}$。因此，$\hat{q}^1 \geqslant \bar{q}$ 且当 $\gamma = \delta_{k_{\hat{q}1}}$ 时，不等式（4-17）对（DR-CAP）是有效的。

证明：令

$$\gamma = \max_{y_j \in \{0,1\}^{|I|}} \quad \sum_{i \in C \setminus D} y_{ij} + \sum_{i \in I \setminus C} \alpha_i y_{ij} + \sum_{i \in D} \beta_i y_{ij} - |C \setminus D| - \sum_{i \in D} \beta_i + 1 \tag{4-21a}$$

$$\text{s.t.} \ \inf_{p \in \mathscr{P}} \sum_{k \in \Omega \setminus \{\omega\}} p_k \mathbf{1}\left(\sum_{i \in I} \xi_i^k y_{ij} \leqslant t_j \right) \geqslant 1 - \varepsilon \tag{4-21b}$$

$$\sum_{i \in I} y_{ij} \leqslant \rho_j \tag{4-21c}$$

由于 $\boldsymbol{y}_j$ 满足不等式（4-2a）且在 γ 的计算中 $z_\omega = 0$，因此不等式（4-17）对（DR-CAP）是有效的。

令 $\hat{\boldsymbol{y}}_j$ 为问题（4-21）的最优解。则 $\sum_{i \in I} \xi_i^{k'} \hat{y}_{ij} \leqslant t_j$ 对于至少一个 $k' \in \{k_1, \cdots, k_{\bar{q}}\}$ 成立。否则，如果 $\sum_{i \in I} \xi_i^k \hat{y}_{ij} > t_j$ 对所有的 $k \in \{k_1, \cdots, k_{\bar{q}}\}$ 成立，则

$$\operatorname{Sup}_{p \in \mathscr{P}} \sum_{k \in \{k_1, \cdots, k_{\bar{q}}\}} p_k \mathbf{1}\left(\sum_{i \in I} \xi_i^k \hat{y}_{ij} > t \right) > \varepsilon$$

表明 $\hat{\boldsymbol{y}}_j$ 违反不等式（4-21b）。因此，当 $k = k'$ 时，$\hat{\boldsymbol{y}}_j$ 是（4-19）的一个可行解。则 $\delta_{k_{\bar{q}}} \geqslant \delta_{k'} \geqslant \gamma$，且当 $\gamma = \delta_{k_{\bar{q}}}$ 时，不等式（4-17）对（DR-CAP）是有效的。

由于 $\sup_{p \in \mathscr{P}} \sum_{j=1}^{\hat{q}^1} p_{k_j} \geqslant \sum_{j=1}^{\hat{q}^1} \hat{p}_{k_j} > \varepsilon$，则 $\hat{q}^1 \geqslant \bar{q}^1$，表明 $\delta_{k_{\hat{q}}^1} \geqslant \delta_{k_{\bar{q}}^1} \geqslant \gamma$，且当 $\gamma = \delta_{k_{\hat{q}}^1}$ 时，不等式（4-17）是（DR-CAP）的有效不等式。

覆盖不等式的举例：例 4.1 用来说明前面章节中描述的覆盖不等式以及使用基数约束的优势。

例 4.1　假设 $F_{j\omega}$ 中 $\rho_j = 3$，$m_j^\omega(\omega) = 40$，以及 $\boldsymbol{\xi}_\omega = (7, 8, 11, 10, 9, 14, 23)^{\mathrm{T}}$。则集合 $C = \{1, 2, 3, 4, 5\}$ 为一个最小覆盖集合。令 $D = \{5\}$，$N = 5$，$\varepsilon = 0.6$，其他用来计算覆盖不等式的情景为 $(8, 11, 7, 10, 7, 17, 23)^{\mathrm{T}}$；$(14, 7, 10, 11, 8, 13, 26)^{\mathrm{T}}$；$(21, 10, 7, 29, 16, 12, 23)^{\mathrm{T}}$；(15,

7, 8, 23, 12, 10, 5)^{T}, $p_\omega = 1/N$ 对于所有的 $\omega \in \Omega$。利用定理4.3可得覆盖不等式

$$y_{1j} + y_{2j} + y_{3j} + y_{4j} + y_{5j} + 2y_{6j} + 2y_{7j} + 1 \times (z_j^w - 1) \leqslant 4 \qquad (4-22)$$

如果 $p_\omega^* = 1/N$ 对于所有的 $\omega \in \Omega$ 及 $\eta = 0.5$，根据定理4.11，则（DR - CAP）的覆盖不等式为

$$y_{1j} + y_{2j} + y_{3j} + y_{4j} + y_{5j} + 2y_{6j} + 2y_{7j} + 0 \times (z_j^w - 1) \leqslant 4 \qquad (4-23)$$

由例4.1可知，由于不等式（4 - 23）中变量 z 的系数小于不等式（4 - 22）中变量 z 的系数，因此不等式（4 - 23）的有效性强于不等式（4 - 22）。接着，在例4.2中，使用例4.1的参数值，引入另一类有效不等式，该类不等式称为单约束覆盖不等式。

例4.2 假设约束 $\sum_{i \in I} y_{ij} \leqslant \rho_j$ 从集合 $F_{j\omega}$ 中移除。同覆盖不等式相同的计算过程，可得有效不等式

$$y_{1j} + y_{2j} + y_{3j} + y_{4j} + y_{5j} + y_{6j} + 2y_{7j} + 1 \times (z_j^w - 1) \leqslant 4 \qquad (4-24)$$

不等式（4 - 24）称为单约束覆盖不等式。由于不等式（4 - 22）中变量 y_{6j} 的系数比不等式（4 - 24）中变量 y_{6j} 的系数大，而其他系数相等，因此覆盖不等式（4 - 22）的有效性强于单约束覆盖不等式（4 - 24）。

（DR - CAP）的单约束不等式为 $y_{1j} + y_{2j} + y_{3j} + y_{4j} + y_{5j} + y_{6j} + 2y_{7j} + 0 \times (z_j^w - 1) \leqslant 4$

4.3.2 全局覆盖不等式

本节提出一类对 G_j 和 G_j' 有效的不等式，该类不等式称为全局覆盖不等式。对于（CAP），令 $\bar{\Omega}$ 为一个集合，该集合中每一个元素 $\Omega_k \in \bar{\Omega}$ 为 Ω 的一个子集满足 $\sum_{\omega \in \Omega_k} p_\omega \geqslant 1 - \varepsilon$，对于 $k = 1, \cdots, |\bar{\Omega}|$。不失一般性，对于（DR - CAP），同样使用集合名称 $\bar{\Omega}$ 和 Ω_k。对于（DR - CAP），令 $\bar{\Omega}$ 为一个集合，该集合中每一个元素 $\Omega_k \in \bar{\Omega}$ 是 Ω 的一个子集，满足 $\inf_{p \in \mathscr{P}} \sum_{\omega \in \Omega_k} p_\omega \geqslant 1 - \varepsilon$，对于 $k = 1, \cdots, |\bar{\Omega}|$。$\bar{\Omega}$ 为最大的，如果它不属于任何一个满足上述条件集合的子集。对于最大的 $\bar{\Omega}$，全局覆盖不等式的形式如下。

$$\sum_{i\in C\backslash D} y_{ij} + \sum_{i\in I\backslash C} \bar{\alpha}_i y_{ij} + \sum_{i\in D} \bar{\beta}_i y_{ij} + \sum_{\omega\in\Omega_k} \bar{\gamma}_\omega (z_j^w - 1) \leqslant$$

$$|C\backslash D| + \sum_{i\in D} \bar{\beta}_i - 1, \quad k = 1,\cdots,|\bar{\Omega}| \tag{4-25}$$

其中，C 为集合 $Q_{j\omega}$ 的覆盖集合，对于某个 $\omega\in\Omega$，且 $D\subseteq C$。对于 $k\in\{1,\cdots,|\bar{\Omega}|\}$，当 $z_j^w=1$ 时，$\omega\in\Omega_k$，不等式（4-25）变为

$$\sum_{i\in C\backslash D} y_{ij} + \sum_{i\in I\backslash C} \bar{\alpha}_i y_{ij} + \sum_{i\in D} \bar{\beta}_i y_{ij} \leqslant |C\backslash D| + \sum_{i\in D} \bar{\beta}_i - 1 \tag{4.26}$$

该不等式可从多维背包问题中得到。Kaparis 等[135]生成了一类多维背包问题的有效不等式。下面采用 Kaparis 等[135]的方法来计算问题（4-26）中系数 $\bar{\alpha}_i$ 和 $\bar{\beta}_i$。

向上提升系数：对于 $l=1,\cdots,|I\backslash C|$，令 $\bar{\pi}_l$ 为集合 $I\backslash C$ 的一个序列。令

$$\text{obj}_{\bar{\pi}_l}: = \underset{\boldsymbol{y}_j}{\text{maximize}} \sum_{i\in C\backslash D} y_{ij} + \sum_{i=\bar{\pi}_1}^{\bar{\pi}_{l-1}} \alpha_i y_{ij}$$

$$\text{s.t.} \sum_{i\in C\backslash D} \xi_i^\omega y_{ij} + \sum_{i=\bar{\pi}_1}^{\bar{\pi}_{l-1}} \xi_i^\omega y_{ij} \leqslant m_j^\omega(\omega) - \xi_{\bar{\pi}_l}^\omega - \sum_{i\in D} \xi_i^\omega, \quad \forall \omega\in\Omega_k$$

$$\sum_{i\in C} y_{ij} + \sum_{i=\bar{\pi}_1}^{\bar{\pi}_{l-1}} y_{ij} \leqslant \rho_j - 1 - |D|, \quad y_{ij}\in\{0,1\}, \quad \forall i\in C\cup\{\bar{\pi}_1,\cdots,\bar{\pi}_{l-1}\}$$

则 $\bar{\alpha}_{\bar{\pi}_l} = |C\backslash D| - 1 - \text{obj}_{\bar{\pi}_l}$。Kaparis 等[135]松弛变量 $\boldsymbol{y}_j\in[0, 1]^{|I|}$求解松弛问题，得到 $\text{obj}_{\bar{\pi}_l}$的一个上界，然后将松弛问题的目标值向下取值。本节提出一种启发式方法来计算 $\bar{\alpha}_{\bar{\pi}_l}$。对于任一的 $\omega\in\Omega_k$，令

$$\text{obj}_{\bar{\pi}_l}(\omega) = \underset{\boldsymbol{y}_j}{\text{maximize}} \sum_{i\in C\backslash D} y_{ij} + \sum_{i=\bar{\pi}_1}^{\bar{\pi}_{l-1}} \bar{\alpha}_i y_{ij}$$

$$\text{s.t.} \sum_{i\in C\backslash D} \xi_i^\omega y_{ij} + \sum_{i=\bar{\pi}_1}^{\bar{\pi}_{l-1}} \xi_i^\omega y_{ij} \leqslant m_j^\omega(\omega) - \xi_{\bar{\pi}_l}^\omega - \sum_{i\in D} \xi_i^\omega$$

$$\sum_{i\in C} y_{ij} + \sum_{i=\bar{\pi}_1}^{\bar{\pi}_{l-1}} y_{ij} \leqslant \rho_j - 1 - |D|$$

$$y_{ij} \in \{0,1\}, \quad \forall i \in C \cup \{\bar{\pi}_1, \cdots, \bar{\pi}_{l-1}\}$$

则 $\text{obj}_{\bar{\pi}_l}(\omega)$ 为 $\text{obj}_{\bar{\pi}_l}$ 的一个上界。算法 5 可用来求解 $\text{obj}_{\bar{\pi}_l}(\omega)$，$\forall \omega \in \Omega_k$。接着，使用 $\min_{\omega \in \Omega_k} \text{obj}_{\bar{\pi}_l}(\omega)$ 来得到 $\text{obj}_{\bar{\pi}_l}$ 的一个最小上界值。令 $\bar{\alpha}_{\bar{\pi}_l} = |C \backslash D| - 1 - \min_{\omega \in \Omega_k} \text{obj}_{\bar{\pi}_l}(\omega)$，则 $\bar{\alpha}_{\bar{\pi}_l} \leqslant |C \backslash D| - 1 - \text{obj}_{\bar{\pi}_l}$。因此，$\bar{\alpha}_{\bar{\pi}_l}$ 是一个有效的向上提升系数。

向下提升系数：类似地，可得到向下提升系数 $\bar{\beta}_i$，$\forall i \in D$。对于 $l = 1, \cdots, |D|$，令 $\bar{\kappa}_l$ 为集合 D 的一个序列，且

$$\text{obj}_{\bar{\kappa}_l} := \underset{y_j \in \{0,1\}^{|I|}}{\text{maximize}} \sum_{i \in C \backslash D} y_{ij} + \sum_{i \in I \backslash C} \bar{\alpha}_i y_{ij} + \sum_{i = \bar{\kappa}_1}^{\bar{\kappa}_{l-1}} \bar{\beta}_i y_{ij} \tag{4-27a}$$

$$\text{s. t.} \sum_{i \in I} \xi_i^{\omega} y_{ij} \leqslant m_j^{\omega}(\omega), \quad \forall \omega \in \Omega_k \tag{4-27b}$$

$$\sum_{i \in I} y_{ij} \leqslant \rho_j, \quad y_{\bar{\kappa}_l j} = 0, \quad y_{ij} = 1, \quad \forall i \in \{\bar{\kappa}_{l+1}, \cdots, \bar{\kappa}_{|D|}\} \tag{4-27c}$$

对于 $\omega \in \Omega_k$，令 $\text{obj}_{\bar{\kappa}_l}(\omega)$ 为一个最大化问题的最优目标值，该最大化问题只包括一个单行约束 ω。则 $\bar{\beta}_{\bar{\kappa}_l} = \min_{\omega \in \Omega_k} \text{obj}_{\bar{\kappa}_l}(\omega) - \sum_{i = \bar{\kappa}_1}^{\bar{\kappa}_{l-1}} \bar{\beta}_i - |C \backslash D| + 1$。

全局覆盖不等式：按照序列 $\boldsymbol{\tau} = \{\tau_1, \cdots, \tau_{|\Omega_k|}\}$ 计算系数 $\bar{\gamma}_{\omega}$。对于 G_j，令

$$\text{obj}_{\tau_l} = \underset{(y_j, z_j) \in \{0,1\}^{|I| \times |\Omega|}}{\text{maximize}} \sum_{i \in C \backslash D} y_{ij} + \sum_{i \in I \backslash C} \bar{\alpha}_i y_{ij} + \sum_{i \in D} \bar{\beta}_i y_{ij} + \sum_{\omega = \tau_1}^{\tau_{l-1}} \gamma_{\omega} z_j^w \tag{4-28a}$$

$$\text{s. t.} \sum_{\omega \in \Omega} p_{\omega} z_j^w \geqslant 1 - \varepsilon \tag{4-28b}$$

$$\sum_{i \in I} \xi_i^{\omega} y_{ij} + (m_j^{\omega}(k_{q+1}) - m_j^{\omega}(\omega)) z_{\omega} \leqslant m_j^{\omega}(k_{q+1}), \quad \forall \omega \in \Omega \tag{4-28c}$$

$$\sum_{i \in I} y_{ij} \leqslant \rho_j \tag{4-28d}$$

$$z_j^w = 1, \quad \forall \omega \in \{\tau_{l+1}, \cdots, \tau_{|\Omega_k|}\}, \quad z_{j\tau_l} = 0 \tag{4-28e}$$

其中 $l = 1, \cdots, |\Omega_k|$。$\text{obj}_{\tau_l}$ 的计算为一个机会约束问题，其中一些变量 z_j^w 的值给定。本节给出一个简单的启发式方法来得到 obj_{τ_l} 的一个上界。该启发

式方法松弛变量 $\boldsymbol{y}_j \in [0,\ 1]^{|I|}$ 和 $\boldsymbol{z}_j \in [0,\ 1]^{|\Omega_k|}$，求解问题（4－28）的松弛问题，以得到最优解（$\boldsymbol{y}_j^r$，$\boldsymbol{z}_j^r$）和目标值 $\text{obj}_{\tau_l}^r$，$\text{obj}_{\tau_l}^r$ 为 obj_{τ_l} 的一个上界值。

考虑集合 G_j'，对于 $l=1,\ \cdots,\ |\Omega_k|$，令

$$\text{obj}_{\tau_l}' := \underset{(y_j,z_j)\in\{0,1\}^{|I|\times|\Omega|}}{\text{maximize}} \sum_{i\in C\backslash D} y_{ij} + \sum_{i\in I\backslash C}\bar{\alpha}_i y_{ij} + \sum_{i\in D}\bar{\beta}_i y_{ij} + \sum_{\omega=\tau_1}^{\tau_{l-1}}\gamma_\omega z_j^w \tag{4-29a}$$

$$\text{s. t. } (4-28\text{d}),\ (4-28\text{e}),$$

$$\inf_{p\in\mathscr{P}}\sum_{\omega\in\Omega} p_\omega z_j^\omega \geqslant 1-\varepsilon \tag{4-29b}$$

$$\sum_{i\in I}\xi_i^\omega y_{ij} + (m_j^\omega(k_{\bar{q}}) - m_j^\omega(\omega))z_\omega \leqslant m_j^\omega(k_{\bar{q}}),\quad \forall\omega\in\Omega \tag{4-29c}$$

同样利用启发式方法来得到 obj_{τ_l}' 的上界值。松弛变量 $\boldsymbol{y}_j \in [0,\ 1]^{|I|}$ 和 $\boldsymbol{z}_j \in [0,\ 1]^{|\Omega_k|}$，利用概率不等式算法求解该松弛问题，以得到最优的目标值 $\text{obj}_{\tau_l}^{r'}$。$\text{obj}_{\tau_l}^{r'}$ 为 obj_{τ_l}' 的一个上界值。算法 6（图 4－2）给出了概率不等式算法的步骤。

算法 6：概率不等式算法

初始化 obj＝0，迭代次数 $k=1$，最大迭代次数 $K=100$。

while（$\text{obj}<1-\varepsilon\&\&k<K$）**do**

　求解下列问题：

$$\underset{(y_j,z_j)\in[0,1]^{|I|\times N}}{\text{maximize}} \sum_{i\in C\backslash D} y_{ij} + \sum_{i\in I\backslash C}\bar{\alpha}_i y_{ij} + \sum_{i\in D}\bar{\beta}_i y_{ij} + \sum_{\omega=\tau_1}^{\tau_{l-1}}\gamma_\omega z_j^\omega$$

$$\text{s. t. } (4-28\text{d}),\ (4-28\text{e}),\ (4-29\text{c})$$

$$\sum_{\omega\in\Omega} p_\omega^l z_j^\omega \geqslant 1-\varepsilon,\ l=1,\cdots,k-1.$$

　记录最优解（$\boldsymbol{y}^k,\boldsymbol{z}^k$）和最优目标值 obj^k。

　固定 $\boldsymbol{z}$ 为 $\boldsymbol{z}^k$，求解分布分离问题。

$$\inf_{p\in\mathscr{P}}\sum_{\omega\in\Omega} p_\omega z_\omega^k$$

　获得最优解 $\boldsymbol{p}^k$ 及最优目标值 obj。

　$k=k+1$；

end

return obj

图 4－2　算法 6

定理4.4 令$\{\bar{\alpha}_i\}_{i\in I\setminus C}$及$\{\bar{\beta}\}_{i\in D}$分别如上定义。对于$l=1,\cdots,|\Omega_k|$，令$\bar{\gamma}_{\tau_l}=\lfloor \mathrm{obj}^{r}_{\tau_l}\rfloor-|C\setminus D|+1-\sum_{i\in D}\bar{\beta}_i-\sum_{\omega=\tau_1}^{\tau_{l-1}}\bar{\gamma}_\omega$，其中$\mathrm{obj}^{\tau}_{\tau_l}$为问题（4-28）的松弛问题的最优目标值。则（4-25）是$\mathrm{conv}(G_j)$的有效不等式。对于$l=1,\cdots,|\Omega_k|$，令$\bar{\gamma}_{\tau_l}=\lfloor \mathrm{obj}^{r'}_{\tau_l}\rfloor-|C\setminus D|+1-\sum_{i\in D}\bar{\beta}_i-\sum_{\omega=\tau_1}^{\tau_{l-1}}\bar{\gamma}_\omega$，其中$\mathrm{obj}^{r'}_{\tau l}$为问题（4-29）的松弛问题的最优目标值。则（4-25）是$\mathrm{conv}(G'_j)$的有效不等式。

证明：对于（CAP），不等式（4-25）是$\mathrm{conv}(G_j)$的有效不等式。对于$k\in\{1,\cdots,|\bar{\Omega}|\}$，令$(\hat{\boldsymbol{y}}_j,\hat{z}_j)\in G_j$。对$\omega\in\Omega_k$，如果$\hat{z}^{\omega}_j=1$，则（4-25）对$\mathrm{conv}(G_j)$是有效的。否则，将$\boldsymbol{\tau}$分为两个不相交的集合$\Omega^0_k=\{\omega\in\boldsymbol{\tau}\,|\,\hat{z}^{\omega}_j=0\}$和$\Omega^1_k=\{\omega\in\boldsymbol{\tau}\,|\,\hat{z}^{\omega}_j=1\}$。
假设Ω^0_k的最后一个元素为$\boldsymbol{\tau}_h$，其中$h\leqslant|\Omega_k|$。(4-25）变为

$$\sum_{i\in C\setminus D}\hat{y}_{ij}+\sum_{i\in I\setminus C}\bar{\alpha}_i\hat{y}_{ij}+\sum_{i\in D}\bar{\beta}_i\hat{y}_{ij}\leqslant|C\setminus D|+\sum_{i\in D}\bar{\beta}_i-1+\sum_{\omega\in\Omega^0_k}\bar{\gamma}_\omega$$

考虑到

$$|C\setminus D|+\sum_{i\in D}\bar{\beta}_i-1+\sum_{\omega\in\Omega^0_k}\bar{\gamma}_\omega=\mathrm{obj}_{\tau_h}-\sum_{\omega=\tau_1}^{\tau_{h-1}}\bar{\gamma}_\omega+\sum_{\omega\in\{\Omega^0_k\setminus\tau_h\}}\bar{\gamma}_\omega$$

由于当$k=h$时，$(\hat{\boldsymbol{y}}_j,\hat{z}_j)$满足（4-28），有

$$\begin{aligned}&\mathrm{obj}_{\tau_h}-\sum_{\omega=\tau_1}^{\tau_{h-1}}\bar{\gamma}_\omega+\sum_{\omega\in\{\Omega^0_k\setminus\tau_h\}}\bar{\gamma}_\omega\\ &\geqslant\sum_{i\in C\setminus D}\hat{y}_{ij}+\sum_{i\in I\setminus C}\bar{\alpha}_i\hat{y}_{ij}+\sum_{i\in D}\bar{\beta}_i\hat{y}_{ij}+\sum_{\omega=\tau_1}^{\tau_{h-1}}\bar{\gamma}_\omega\hat{z}^{\omega}_j-\sum_{\omega=\tau_1}^{\tau_{h-1}}\bar{\gamma}_\omega+\sum_{\omega\in\{\Omega^0_k\setminus\tau_h\}}\bar{\gamma}_\omega\\ &=\sum_{i\in C\setminus D}\hat{y}_{ij}+\sum_{i\in I\setminus C}\bar{\alpha}_i\hat{y}_{ij}+\sum_{i\in D}\bar{\beta}_i\hat{y}_{ij}\end{aligned}$$

因此，对于$l=1,\cdots,|\Omega_k|$，当$\bar{\gamma}_{\tau_l}=\mathrm{obj}_{\tau_l}-|C\setminus D|+1-\sum_{i\in D}\bar{\beta}_i-\sum_{\omega=\tau_1}^{\tau_{l-1}}\bar{\gamma}_\omega$时，（4-25）对$\mathrm{conv}(G_j)$是有效的。由于$\mathrm{obj}^{\tau}_{\tau_l}$是$\mathrm{obj}_{\tau_l}$的一个上界值且所有（4-25）中的系数是整数，$\lfloor\mathrm{obj}^{r}_{\tau l}\rfloor$也为$\mathrm{obj}_{\tau_l}$的一个上界值。因此，不等式（4-25）对$\mathrm{conv}(G_j)$是有效的。同理可得$G'_j$的有效不等式。

例4.3给出了（CAP）和（DR－CAP）的全局覆盖不等式。

例4.3　同例4.1，令覆盖集合 $C=\{1,2,3,4,5\}$ 及 $D=\{5\}$，$\Omega_k=\{1,2\}$。则对于（CAP），可得到一个全局覆盖不等式为

$$y_{1j}+y_{2j}+y_{3j}+y_{4j}+2y_{6j}+2y_{7j}+z_{j1}+z_{j2}\leqslant 5$$

对于（DR－CAP），集合 $\Omega_k=\{1,2,3\}$ 满足 $\inf_{\boldsymbol{p}\in\mathscr{P}}\sum_{\omega\in\Omega_k}p_\omega\geqslant 1-\varepsilon$，一个全局覆盖不等式为

$$y_{1j}+y_{2j}+y_{3j}+y_{4j}+2y_{6j}+3y_{7j}+2z_{j1}+2z_{j2}+2z_{j3}\leqslant 9$$

4.4　求解算法

4.4.1节给出一个启发式方法来分离4.3节中有效不等式，4.4.2节利用该有效不等式结合分支切割算法求解问题（CAP）。4.4.3节给出了一个概率不等式分支切割算法（Branch－and－Cut Algorithm with Probability Cuts）用来求解（DR－CAP）。

4.4.1　分离问题

分离问题用来得到违反当前松弛问题解（$\hat{\boldsymbol{y}}$，$\hat{\boldsymbol{z}}$）的有效不等式。本节采用Gu等[132]和Kaparis等[135]用来分离背包问题覆盖不等式的方法，来分离有效不等式（4－17）和（4－25）。

不等式（4－17）的分离问题：算法7（图4－3）给出了不等式（4－17）分离问题的启发式方法。

考虑到

$$\begin{aligned}&\sum_{i\in C\backslash D}\hat{y}_{ij}+\sum_{i\in I\backslash C}\alpha_i\hat{y}_{ij}+\sum_{i\in D}\beta_i(\hat{y}_{ij}-1)+\gamma(\hat{z}_j^w-1)\\=&\sum_{i\in C\backslash D}\hat{y}_{ij}+\sum_{i\in I\backslash(C\cup I_0)}\alpha_i\hat{y}_{ij}>|C\backslash D|-1\end{aligned}$$

因此，松弛问题的最优解不满足不等式（4－17）。

如果 $|D|>\rho_j-1$ 或者 $m_j^\omega(\omega)-\sum_{i\in D}\xi_i^\omega-\max_{i\in I\backslash C}\xi_i^\omega<0$，对于 $\omega\in\Omega$，向下提升问题可能是不可行的，这是因为向下提升问题的约束右侧值可能为负数。在这种情况下，从 D 中移除元素直到 $|D|\leqslant\rho_j-1$ 且 $m_j^\omega(\omega)-\sum_{i\in D}\xi_i^\omega-\max_{i\in I\backslash C}\xi_i^\omega\geqslant 0$，对于 $\omega\in\Omega$。

算法7：(4－17) 的分离启发式方法

给定线性松弛问题的最优解 $(\hat{\boldsymbol{y}}, \hat{\boldsymbol{z}})$。

for $j=1, \cdots, |J|$ **do**

  for $\omega=1, \cdots, N$ **do**

    if $z_j^w=1$ **then**

      对 $\hat{\boldsymbol{y}}_j$ 进行排序：$\hat{y}_{i1j} \geqslant \cdots \geqslant \hat{y}_{i|x|j}$。

      令 $C=\{i_1,\cdots,i_o\}$，其中 $o \leqslant |I|$ 为最小的数值，使得 C 为一个覆盖集合。

      从集合 C 的尾部开始删除元素，使得覆盖集合 C 是最小的。

      令 $D=\{i \in C: \hat{y}_{ij}=1\}$ 及 $I_0=\{i \in I \backslash C \mid \hat{y}_{ij}=0\}$，

      计算向上提升系数 α_i，对于 $i \in I \backslash (C \cup I_0)$

      if $\sum_{i \in C \backslash D} \hat{y}_{ij} + \sum_{i \in I \backslash (C \cup I_0)} \alpha_i \hat{y}_{ij} > |C \backslash D| - 1$ **then**

        计算向下提升系数 β_i，对于 $i \in D$；

        计算向上提升系数 α_i，对于 $i \in I_0$；

        计算 δ_k 对于 $k \in \Omega \backslash \omega$，令 $\gamma=\delta_{k_q 1}$ 对于(CAP)及 $\gamma=\delta_{k_{\bar{q}} 1}$ 对于(DR－CAP)；

        获得违反 $(\hat{y}, \hat{z})$ 的 (4－17)。

      end

    end

  end

end

图4－3　算法7

不等式 (4－25) 的分离问题：算法8 (图4－4) 给出了不等式 (4－25) 的分离问题的启发式方法。

如果 $|D|>\rho_j-1$ 或者 $m_j^{\omega}(\omega)-\sum_{i \in D} \xi_i^{\omega}-\max_{i \in I \backslash C} \xi_i^{\omega}<0$，对于某一个 $\omega \in \Omega$；从集合 D 中移除元素直到 $|D| \leqslant \rho_j-1$ 及 $m_j^{\omega}(\omega)-\sum_{i \in D} \xi_i^{\omega}-\max_{i \in I \backslash C} \xi_i^{\omega} \geqslant 0$，对于 $\omega \in \Omega$。

算法 8：不等式（4 – 25）的分离启发式方法

1 给定线性松弛问题的最优解（$\hat{\boldsymbol{y}}$，$\hat{\boldsymbol{z}}$）。

2 **for** $j = 1, \cdots, |J|$ **do**

3 　令 $\Omega_1 = \{\omega \in \Omega \mid \hat{z}_j^{\omega} = 1\}$，

4 　**if** $\sum_{\omega \in \Omega_1} p_{\omega}\hat{z}_j^{\omega} \geq 1 - \varepsilon$（对于（CAP））或者 $\inf_{p \in \mathscr{P}} \sum_{\omega \in \Omega_1} p_{\omega}\hat{z}_j^{\omega} \geq 1 - \varepsilon$（对于（DR – CAP））**then**

5 　　对 $\hat{\boldsymbol{y}}_j$ 进行排序：$\hat{y}_{i_1 j} \geq \cdots \geq \hat{y}_{i_{|I|} j}$。

6 　　**for** $\omega \in \Omega_1$ **do**

7 　　　令 $C = \{i_1, \cdots, i_o\}$，其中 $o \leq |I|$ 为一个最小的数值，使得 C 为一个覆盖集合，对于 ω。

8 　　　从集合 C 的尾部删除元素，得到一个最小的覆盖集合 C。

9 　　　令集合 $D = \{i \in C \mid \hat{y}_{ij} = 1\}$ 及 $I_0 = \{i \in I \backslash C \mid \hat{y}_{ij} = 0\}$，

10 　　　计算向上提升系数 $\bar{\alpha}_i$，对于 $i \in I \backslash (C \cup I_0)$。

11 　　　**if** $\sum_{i \in C \backslash D} \hat{y}_{ij} + \sum_{i \in I \backslash (C \cup I_0)} \bar{\alpha}_i \hat{y}_{ij} > |C \backslash D| - 1$ **then**

12 　　　　计算向下提升系数 $\bar{\beta}_i$，对于 $i \in D$；

13 　　　　计算向上提升系数 $\bar{\alpha}_i$，对于 $i \in I_0$；

14 　　　　计算系数 γ_{ω}，对于 $\omega \in \Omega_1$；

15 　　　　获得不等式（4 – 25）。

16 　　　**end**

17 　　　**if** 不等式（4 – 25）已经得到 **then**

18 　　　　到步骤 2。

19 　　　**end**

20 　　**end**

21 　**end**

22 **end**

图 4 – 4　算法 8

4.4.2 求解（CAP）的分支切割算法

利用4.3节的有效不等式结合分支切割算法来求解（CAP）。令 LB 和 UB 为（CAP）的上下界，且 N 为分支切割树剩余节点的集合。算法9（图4－5）给出了求解（CAP）的分支切割算法。

算法 9：分支切割算法

```
1  初始化 UB = +∞，LB = −∞，迭代次数 k = 0。
2  初始化节点集合 N = {o}，其中 o 为未分支的节点。
3  while（N 为非空集合）do
4      选择一个节点 o ∈ N, N ← N/{o}。
5      在节点 o 处，求解（IP）的线性松弛问题，k = k + 1。
6      获得最优解（y^k, z^k）及目标值 obj^k。
7      if obj^k < UB then
8          if（y^k, z^k）为分数点 then
9              使用算法 7 和算法 8 来得到有效不等式。
10             if 得到有效不等式 then
11                 将该有效不等式添加到松弛问题中，
12                 转到步骤 5。
13             end
14             else
15                 分支，得到节点 o* 和 o**, N ← N ∪ {o*, o**}。
16             end
17         end
18         else
19             更新上界 UB，UB = obj^k, (y*, z*) = (y^k, z^k)。
20         end
21     end
22 end
23 return UB 及相应的最优解（y*, z*）。
```

图4－5 算法9

4.4.3　求解（DR－CAP）的概率不等式分支切割算法

定义一个主问题：

$$(\mathrm{MP})\quad \underset{\boldsymbol{y},\boldsymbol{z}}{\operatorname{minimize}} \sum_{i \in I} \sum_{j \in J} c_{ij} y_{ij}$$

$$\text{s.t. } (4-1\mathrm{b}),(4-1\mathrm{c}),(4-7\mathrm{c}),(4-7\mathrm{d})$$

$$(\boldsymbol{y},\boldsymbol{z}) \in \mathcal{Y}$$

其中，集合 $\mathcal{Y}$ 为问题（4－7）的可行域的补集。集合 $\mathcal{Y}$ 由一系列可行不等式和概率不等式定义。令$(\hat{\boldsymbol{y}},\hat{z})$为（MP）的可行解。对于$j \in J$，分布分离问题为：

$$(\mathrm{SP}_j)\quad S_j(\hat{z}) := \underset{\boldsymbol{p} \in \mathscr{P}}{\operatorname{minimize}} \sum_{\omega \in \Omega} p_\omega \hat{z}_j^w$$

问题（SP_j）用来验证$(\hat{\boldsymbol{y}}_j,\hat{\boldsymbol{z}}_j)$是否为（DR－CAP）的可行解。如果 $S_j(\hat{z}) \geqslant 1-\varepsilon$，$(\hat{\boldsymbol{y}}_j,\hat{\boldsymbol{z}}_j)$是（DR－CAP）的可行解。否则，概率不等式和可行不等式添加到主问题（MP）。

当$\boldsymbol{z}=\hat{z}$时，令$\{\hat{p}_\omega\}_{\omega \in \Omega}$为（$\mathrm{SP}_j$）的最优解，概率不等式为

$$\sum_{\omega \in \Omega} \hat{p}_\omega z_j^w \geqslant 1-\varepsilon \tag{4-30}$$

令 $I_j^1 = \{i \in I \mid \hat{y}_{ij}=1\}$。变量 $\boldsymbol{y}$ 的可行不等式为：

$$\sum_{i \in I_j^1} y_{ij} \leqslant |I_j^1| - 1 \tag{4-31}$$

算法 10（图 4－6）给出了概率不等式分支切割算法的步骤。

定理 4.5　令不确定集合$\mathscr{P}$为有限个极值点的多面体，则算法 10 在有限多次迭代后终止。如果 UB < +∞，则算法终止时，UB 和$(\boldsymbol{y}^*,\boldsymbol{z}^*)$为（DR－CAP）的最优目标值及最优解。

证明： 该算法的节点数量是有限的，因为（MP）中的二元变量是有限的且当固定分离问题中的 $\boldsymbol{z}$ 为（MP）的可行点 $\boldsymbol{z}^k$ 时，由于不确定集合$\mathscr{P}$为有限个极值点的多面体，则求解的分离问题也是有限收敛的，因此算法 10 在有限多次迭代后终止。接下来证明不等式（4－30）和（4－31）可以移除（DR－CAP）当前的不可行点，且不会移除（DR－CAP）的任何可行点。易知，不等式（4－30）和（4－31）可以移除（DR－CAP）当前的不可行点。由于

算法 10：概率不等式分支切割算法

1 **初始化** $\mathbb{P}^0 \in \mathscr{P}$，迭代次数 $k=0$，UB $=+\infty$，LB $=-\infty$，$N=\{o\}$ 其中 o 为未分支的节点。
2 令（MP）的线性松弛问题表示为（LMP）。
3 **while**（N 为非空）**do**
4 　选择一个节点 $o \in N, N \leftarrow N/\{o\}$。
5 　在节点处 o 处求解（LMP），$k=k+1$。
6 　得到（LMP）的最优解 (y^k, z^k) 及最优的目标值 lobj^k。
7 　**if** $\mathrm{lobj}^k <$ UB **then**
8 　　**if** (y^k, z^k) 是整数 **then**
9 　　　**for** $j \in J$ **do**
10 　　　　求解（SP_j），获得最优解（p^k）及目标值 uobj^k。
11 　　　　**if** $\mathrm{uobj}^k < 1-\varepsilon$ **then**
12 　　　　　添加不等式（4－32）和（4－33）到（LMP）。
13 　　　　**end**
14 　　　**end**
15 　　　**if** 得到不等式（4－32）和（4－33）**then**
16 　　　　转到步骤 5。
17 　　　**end**
18 　　　**else**
19 　　　　$\mathrm{UB}=\mathrm{lobj}^k, (y^*, z^*)=(y^k, z^k)$
20 　　　**end**
21 　　**end**
22 　　**if**（$\hat{y}$，$\hat{z}$）为分数点 **then**
23 　　　利用算法 8 和算法 7 来找到违反的不等式。
24 　　　**if** 得到违反的不等式 **then**
25 　　　　添加不等式到（LMP）。
26 　　　　转到步骤 5。
27 　　　**end**
28 　　　**else**
29 　　　　分支，得到节点 o^* 及 o^{**}，$N \leftarrow N \cup \{o^*, o^{**}\}$。
30 　　　**end**
31 　　**end**
32 　**end**
33 **end**
34 **return** UB 和相应的最优解 (y^*, z^*)。

图 4－6　算法 10

$$\sum_{\omega \in \Omega} p_{\omega}^{k} z_{j}^{w} \geqslant \inf_{p \in \mathscr{P}} \sum_{\omega \in \Omega} p_{\omega} z_{j}^{w} \geqslant 1-\varepsilon$$

因此，(4-32) 不会移除（DR-CAP）的任何可行点。假设 $\tilde{\boldsymbol{y}}$ 为（MP）一个可行点，该可行点对应的集合为 $\tilde{I}_j^1$。令 $y_{ij}=\tilde{y}_{ij}$，对于 $i \in I$。则可行不等式（4-33）为

$$\sum_{i \in I_j^1} \tilde{y}_{ij} \leqslant |I_j^1|-1$$

可得

$$\sum_{i \in I_j^1 \cap \tilde{I}_j^1} \tilde{y}_{ij}+\sum_{i \in I_j^1 \backslash \tilde{I}_j^1} \tilde{y}_{ij} \leqslant |I_j^1 \cap \tilde{I}_j^1|+|I_j^1 \backslash \tilde{I}_j^1|-1 \Leftrightarrow \sum_{i \in I_j^1 \backslash \tilde{I}_j^1} \tilde{y}_{ij} \leqslant |I_j^1 \backslash \tilde{I}_j^1|-1$$

如果 $I_j^1 \subseteq \tilde{I}_j^1$，则 $\tilde{\boldsymbol{y}}$ 不是（DR-CAP）的可行解，因此不满足该可行不等式，否则，$\sum_{i \in I_j^1 \backslash \tilde{I}_j^1} \tilde{y}_{ij}=0$ 及 $|I_j^1 \backslash \tilde{I}_j^1|-1 \geqslant 0$。因此，可行不等式成立。

4.5　算例分析

本节的算例分析基于手术室分配问题的历史数据进行。4.5.1 节给出了具体的参数设置。4.5.2 节给出了大-M 系数的计算结果。4.5.3 节讨论了求解（CAP）分支切割算法（算法9）的求解效率。4.5.4 节讨论了求解（DR-CAP）的概率不等式分支切割算法（算法10）的求解效率。4.5.5 节给出了（SIP）大-M 系数加强的计算结果。4.5.6 节将（DR-CAP）的最优解样本外质量同（CAP）的最优解样本外质量进行了比较。

4.5.1　参数设置

算例部分利用北京某公立医院的实际数据来验证算法的有效性。该实际数据同第3章实验的数据相同，并利用同第3章实验相同的方法生成手术时间的数据。假设共安排27个手术患者（手术个数的最大值）到8个手术室，每个手术室的开放时长为10个小时，手术室不区分手术类型，即每个手术室可以进行不同类型的手术。令分配成本 c_{ij} 在区间［0,16］上均匀生成，ρ_j 在区间［3,5］上均匀生成，对于任意的 $i \in I$，$j \in J$。为了保证模型

的可行性，假设存在一个虚拟手术室 j'，该手术室没有数量和容量限制，分配成本 $c_{ij'}$ 为 27，$\forall i \in I$。在（CAP）问题中变化样本规模 $N \in \{500, 1\,000, 1\,500\}$ 及风险参数 $\epsilon \in \{0.12, 0.1, 0.08, 0.06\}$。每一个样本规模生成 5 个实例。

覆盖不等式（4－17）只在分支切割树的深度小于 2 处添加，这类不等式的添加没有数量限制。全局覆盖不等式需要相对较长的时间生成，因此，该不等式只在分支切割树深度小于 3 处添加，且添加的数量不超过 15。有效不等式将重复生成直到满足下列的停止条件之一：没有不等式满足最小的违反值 10^{-2}，或者在分支切割树根节点处的迭代次数小于 100。每次生成不等式（4－17），对于任一的 $j \in J$，仅仅添加违反值最大的有效不等式。

所有算例的算法代码通过 C 实现并调用 CPLEX 进行求解，在 Windows 64 位操作系统、Intel（R）2.8 Hz 处理器、16G RAM 电脑上运行。所有的算法仅用一个线程，并关闭 CPLEX 预求解程序，因为需要使用 CPLEX 回调函数添加有效不等式。在所有算法中，使用以下分支变量的优先级：令变量 $\boldsymbol{y}$ 有最高的优先级及变量 $\boldsymbol{z}$ 有最低的优先级。因此，在分支的过程中，$\boldsymbol{y}$ 优先于 $\boldsymbol{z}$。对于所有的实例数，算法运行的时间限制设置为 10 个小时。对于在时间限制内不能得到最优解的实例，算例结果给出算法的平均 gap 值，其中，gap 值为(UB－LB)/UB，UB 和 LB 为分支切割算法的上下界对于在时间限制内能得到最优解的实例数，算例结果给出算法的运行时间（单位：秒）。

4.5.2 大－M 系数的计算结果

算例分析部分的计算结果使用动态规划的方法求解 $m_j^{\omega}(k)$，$\forall j \in J$ 和 ω，$k \in \Omega$（参考问题（4－5）中的定义）。另一种计算 $m_j^{\omega}(k)$的方法为：令

$$m_j^{\omega}(k) = \underset{y_j \in \{0,1\}^{|I|}}{\text{maximize}} \left\{ \sum_{i \in I} \xi_i^{\omega} y_{ij} \;\middle|\; \sum_{i \in I} \xi_i^{k} y_{ij} \leqslant t_j \right\}$$

即，将基数约束从问题（4－5）中移除。这种计算方法称为大－M 系数求解方法。表 4－1 为较大－M 系数和分支切割算法的平均求解时间、平均节点数，得到最优解的实例个数与总实例个数的比值。从表 4－1 可知该方法求解 $m_j^{\omega}(k)$的效率更高，但是可能导致一个较大的 $m_j^{\omega}(k)$值。基于大－M 系数方法求解（CAP）的计算结果证明了这个较大的 $m_j^{\omega}(k)$值同分支切

割算法求解效率之间的权衡。

表 4 – 1　不同 ε 及情景数量下大 – M 系数的计算结果

ε	N	大 – M 系数平均求解时间	分支切割算法平均求解时间	平均节点数	求解比例
0. 12	500	11. 4	122. 6	1 798	5/5
	1 000	43. 8	219. 7	2 088	5/5
	1 500	98. 7	771. 0	5 090	5/5
0. 1	500	11. 4	164. 9	3 914	5/5
	1 000	43. 8	604. 7	7 192	5/5
	1 500	98. 7	2 298. 8	11 049	5/5
0. 08	500	11. 4	1 290. 8	42 876	5/5
	1 000	43. 8	2 777. 8	25 874	5/5
	1 500	98. 7	8 459. 9 [0. 03]	103 689	4/5
0. 06	500	11. 4	[0. 11]	2 232 748	0/5
	1 000	43. 8	[0. 21]	632 822	0/5
	1 500	98. 7	[0. 28]	362 215	0/5

4. 5. 3　（CAP）的计算结果

本节讨论 4. 3 节提出的有效不等式对分支切割算法求解（CAP）的影响。比较以下四种方法的求解效率：

- CPX：指直接使用分支切割算法（算法 9）求解（CAP），未添加本章提出的有效不等式。
- Cover – 1：指添加单约束覆盖不等式到分支切割算法（算法 9）中求解（CAP）。
- Cover – 2：指添加覆盖不等式（4 – 17）到分支切割算法（算法 9）中求解（CAP）。
- Cover – G：指添加全局覆盖不等式（4 – 25）到分支切割算法（算

法 9）中求解（CAP）。

表 4－2 为不同 ε 及情景数量下有效不等式对求解（CAP）的算法结果比较。求解算例的平均总时间为分支切割算法的平均求解时间与动态规划方法求解 $m_j^{\omega}(k)$ 平均时间之和。

表 4－2　不同 ε 及情景数量下有效不等式对求解（CAP）的算法结果比较

(a)								
ϵ	N	方法	大－M系数平均求解时间	分支切割算法平均求解时间	不等式的生成时间	平均节点数	不等式的平均数量	求解比例
0.12	500	CPX	165.0	52.8	–	1 725	–	5/5
		Cover－1	165.0	33.3	1.7	1 446	283	5/5
		Cover－2	165.0	47.1	14.7	1 076	300	5/5
		Cover－G	165.0	65.5	8.6	1 959	9	5/5
	1 000	CPX	641.1	135.8	–	1 827	–	5/5
		Cover－1	641.1	66.5	4.4	1 557	348	5/5
		Cover－2	641.1	109.8	32.6	1 846	345	5/5
		Cover－G	641.1	219.5	37.7	2 847	9	5/5
	1 500	CPX	1 439.3	781.4	–	5 094	–	5/5
		Cover－1	1 439.3	659.4	10.9	10 788	563	5/5
		Cover－2	1 439.3	502.4	76.0	3 756	561	5/5
		Cover－G	1 439.3	739.5	101.0	3 715	12	5/5
0.1	500	CPX	165.0	140.7	–	3 477	–	5/5
		Cover－1	165.0	122.5	1.2	4 638	210	5/5
		Cover－2	165.0	126.0	10.7	3 641	224	5/5
		Cover－G	165.0	136.7	10.6	2 926	12	5/5
	1 000	CPX	641.1	523.5	–	6 492	–	5/5
		Cover－1	641.1	329.2	4.3	5 919	346	5/5
		Cover－2	641.1	305.3	29.2	5 832	320	5/5
		Cover－G	641.1	481.0	42.8	5 669	12	5/5

续表

ϵ	N	方法	大 - M 系数平均求解时间	分支切割算法平均求解时间	不等式的生成时间	平均节点数	不等式的平均数量	求解比例
0. 1	1 500	CPX	1 439. 3	1 868. 9	-	10 308	-	5/5
		Cover - 1	1 439. 3	995. 7	11. 7	9 983	657	5/5
		Cover - 2	1 439. 3	983. 6	95. 6	7 439	689	5/5
		Cover - G	1 439. 3	1 713. 0	140. 4	8 831	14	5/5

“ - ” 在 “不等式的生成时间” 及 “不等式的平均数量” 列表示没有添加本章中提出的不等式。

(b)

ϵ	N	方法	大 - M 系数平均求解时间	分支切割算法平均求解时间	不等式的生成时间	平均节点数	不等式的平均数量	求解比例
0. 08	500	CPX	165. 0	816. 6	-	29 710	-	5/5
		Cover - 1	165. 0	470. 5	1. 1	18 226	192	5/5
		Cover - 2	165. 0	360. 2	9. 1	14 614	201	5/5
		Cover - G	165. 0	809. 9	10. 1	28 151	10	5/5
	1 000	CPX	641. 1	2 375. 7	-	31 595	-	5/5
		Cover - 1	641. 1	2 024. 8	4. 3	29 594	307	5/5
		Cover - 2	641. 1	1 791. 4	25. 2	22 455	284	5/5
		Cover - G	641. 1	2 166. 4	37. 4	28 596	9	5/5
	1 500	CPX	1 439. 3	4 600. 4 [0. 03]	-	65 740	-	4/5
		Cover - 1	1 439. 3	3 095. 5 + 32 104. 9 *	7. 6	76 573	402	5/5
		Cover - 2	1 439. 3	3 072. 9 + 28 014. 4 *	55. 2	69 798	413	5/5
		Cover - G	1 439. 3	3 650. 7 + 28 248. 3 *	77. 4	54 969	10	5/5

续表

ϵ	N	方法	大-M 系数平均求解时间	分支切割算法平均求解时间	不等式的生成时间	平均节点数	不等式的平均数量	求解比例
0.06	500	CPX	165.0	32 178.1 [0.11]	–	1 588 803	–	1/5
		Cover-1	165.0	18 923.0 [0.07]	16.3	1 296 583	184	1/5
		Cover-2	165.0	20 497.6 [0.09]	13.3	1 780 324	193	1/5
		Cover-G	165.0	16 313.2 [0.11]	10.7	1 607 736	3	1/5
	1 000	CPX	641.1	[0.19]	–	588 891	–	0/5
		Cover-1	641.1	[0.19]	32.2	514 576	288	0/5
		Cover-2	641.1	[0.17]	27.4	531 292	313	0/5
		Cover-G	641.1	[0.19]	37.1	562 600	10	0/5
	1 500	CPX	1 439.3	[0.25]	–	267 632	–	0/5
		Cover-1	1 439.3	[0.22]	21.6	216 724	456	0/5
		Cover-2	1 439.3	[0.25]	54.9	247 320	431	0/5
		Cover-G	1 439.3	[0.31]	77.5	258 991	6	0/5

“–”在“不等式的生成时间”及“不等式的平均数量”列表示没有添加本章中提出的不等式。

“[·]”在“分支切割算法的平均求解时间”列表示没有在规定运算时间内求解出来的实例在算法终止时平均的 gap。

“*”在“分支切割算法的平均求解时间”列表示 CPX 求解出来实例的平均求解时间加上其他实例的平均求解时间。

从表 4-2 可知，添加单约束覆盖不等式及覆盖不等式能减少分支切割算法大约 55% 的平均求解时间。当 $\varepsilon=0.08$ 及 $N=1\ 500$ 时，添加单约束覆盖不等式及覆盖不等式能在规定的运算时间内求解所有的 5 个实例，而 CPX 只能求解 4 个实例。当 $\varepsilon=0.06$ 时，大部分的实例不能在规定的运算时间内求解。而对于大多数实例，添加单约束覆盖不等式和覆盖不等式在算法终止时会有较小的 gap。当 $N=1\ 500$ 时（$\varepsilon\in\{0.1,0.08,0.06\}$），对于这类难求解的问题 Cover－2 的求解效率要高于 Cover－1。注意到求解 $m_j^{\omega}(\cdot)$的时间要比分支切割算法的求解时间要长（$\varepsilon\in\{0.12,0.10\}$），然而当 $\varepsilon\in\{0.08,0.06\}$时，分支切割算法的求解时间要更长，且添加单约束覆盖不等式和覆盖不等式的效果更明显。对于较简单的问题（$\varepsilon\in\{0.10,0.12\}$），由于添加了覆盖不等式，分支切割数的节点数通常会减少。但是，它并不总是能够显著减少问题的求解时间。总的来说，添加覆盖不等式比其他的求解方法更好，并且在大多数情况下产生更稳定的算法性能。

使用全局覆盖不等式，对于较简单的问题并没有显著提高算法的求解效率（$\varepsilon\geqslant 0.08$），尤其当 $\varepsilon=0.12$ 时。然而，对于其中一个难求解的问题（$N=500$，$\varepsilon=0.06$），同 Cover－1 及 Cover－2 相比，添加全局覆盖不等式提高了算法的求解效率。对于一些问题，Cover－G 明显地减少节点的数量，然而算法的求解时间并没有明显地减少，这可能是因为全局覆盖不等式需要较多的生成时间。对于另一些问题，节点的数量增加了，这可能是因为添加全局覆盖不等式明显地改变了 CPLEX 的节点选择路径。

4.5.4 （DR－CAP）的计算结果

本节利用算法 10 来求解（DR－CAP）的（SIP）形式。令 $\bar{q}=\hat{q}$（参考推论 4.1），对于覆盖不等式（4－17），令 γ 等于 $\delta_{k\hat{q}1}$。在概率不等式中，用新的概率值来更新 $\bar{q}$。比较下面三种方法的求解效率。

- CPX：指利用概率不等式分支切割算法（算法 10）来求解（DR－CAP），未添加本章提出的有效不等式。
- Cover－1：指添加单约束覆盖不等式到算法 10 中。
- Cover－2：指添加覆盖不等式（4－17）到算法 10 中。

基于 4.5.3 节生成的实例，本节使用 Wasserstein 不确定集合来分析算法的求解效率，令样本规模 $N\in\{500,1\ 000,1\ 500\}$，Wasserstein 不确定集合的半径 $\eta\in\{0.1,0.5,1\}$，风险参数 $\varepsilon=0.1$。表 4－3 呈现了不同样本规模及半径下的算法的平均求解时间，不等式的生成时间，平均节点数，不等式的平均数量，概率和可行不等式的数量，求解比例。

与（CAP）的情况类似，表 4－3 中的结果表明同 CPX 相比，覆盖不等式能显著提高算法的求解效率。对于较难求解的问题（$\eta=0.1$，$\eta=1$，以及 $N=1\ 500$），覆盖不等式的求解效率高于单约束覆盖不等式，而当 $\eta=0.5$，$N=1\ 500$ 时，单约束覆盖不等式的平均求解时间同覆盖不等式相比更短。表 4－2 和表 4－3 的结果表明，（DR－CAP）的求解时间较（CAP）的求解时间最多达 4 倍。

表 4－3　不同 ε 及情景数量下有效不等式对求解（DR－CAP）的算法结果比较

η	N	方法	平均求解时间	不等式的生成时间	子问题的平均求解时间	平均节点数	不等式的平均数量	概率和可行不等式的数量	求解比例
0.1	500	CPX	272.7	–	61.9	6 277	–	3	5/5
		Cover－1	144.0	2.8	54.4	3 589	410	2	5/5
		Cover－2	147.0	11.5	45.9	3 379	250	2	5/5
	1 000	CPX	889.6	–	273.9	9 476	–	2	5/5
		Cover－1	728.6	7.2	336.6	7 274	553	2	5/5
		Cover－2	723.5	32.1	285.1	7 606	349	2	5/5
	1 500	CPX	3 051.7	–	880.9	14 650	–	2	5/5
		Cover－1	2 956.2	12.4	779.4	15 282	644	4	5/5
		Cover－2	1 658.0	96.0	700.6	7 343	716	2	5/5
0.5	500	CPX	648.6	–	101.0	18 426	–	18	5/5
		Cover－1	290.5	1.3	69.0	8 696	226	12	5/5
		Cover－2	319.5	10.8	69.4	12 446	250	14	5/5
	1 000	CPX	1 390.0	–	403.4	12 095	–	12	5/5
		Cover－1	1 021.5	5.6	346.5	12 148	447	8	5/5
		Cover－2	884.0	33.0	397.5	10 720	373	9	5/5
	1 500	CPX	4 957.9	–	1 080.9	37 824	–	12	5/5
		Cover－1	4 003.9	13.6	909.4	39 783	706	9	5/5
		Cover－2	4 598.5	100.9	1 088.9	38 227	759	14	5/5

续表

η	N	方法	平均求解时间	不等式的生成时间	子问题的平均求解时间	平均节点数	不等式的平均数量	概率和可行不等式的数量	求解比例
1	500	CPX	826. 9	–	104. 0	31 989	–	34	5/5
		Cover – 1	501. 8	1. 4	99. 8	20 067	233	28	5/5
		Cover – 2	775. 8	11. 1	105. 2	32 536	247	30	5/5
	1 000	CPX	2 987. 3	–	502. 2	47 221	–	30	5/5
		Cover – 1	3 173. 8	6. 2	483. 6	42 202	482	30	5/5
		Cover – 2	2 173. 9	36. 3	484. 7	33 143	414	28	5/5
	1 500	CPX	8 091. 2	–	1 268. 2	61 039	–	28	5/5
		Cover – 1	8 088. 4	12. 3	1 294. 6	63 029	647	27	5/5
		Cover – 2	4 962. 4	98. 9	1 167. 3	44 377	716	26	5/5

“–”在“不等式的生成时间”及“不等式的平均数量”列表明没有添加本章中提出的不等式。

4. 5. 5　(SIP) 大 – M 系数加强的计算结果

表 4 – 3 的计算结果是利用 Wasserstein 不确定集合中的名义分布计算大 – M 系数得到的。本节给出了（SIP）大 – M 系数加强的计算结果。由于定理 4. 2 中定义的大 – M 求解时间较长，本节利用推论 4. 1 来计算加强的大 – M 系数，尤其针对规模较大的问题。本节给出了较难求解问题的计算结果，即 $\eta = 1$ 和 $N = 1\ 500$。同样地，本节考虑了 5 个实例，这些实例用 N – # 表示，其中 # 表示实例的标号。本节比较了下列两种方法。

- CPX：在 4. 5. 4 节中定义。
- CPX – UM：指利用新的 $\bar{q}$ 生成有效不等式并添加该不等式到 CPX。

对于 CPX – UM，当得到新的概率分布 $\{p_\omega\}_{\omega \in \Omega}$ 时，更新 $\hat{q}$。令 $\bar{q} = \hat{q}$，得到有效不等式（4 – 7c）。由于 CPLEX 不能修改初始约束的系数，因此将（4 – 7c）作为有效不等式添加到 CPX。对于任一的 j，仅仅添加违反值最大的有效不等式，且仅更新一次 $\hat{q}$ 的值。表 4 –4 给出了算法和子问题的平均求解时间、节点数、概率和可行不等式的数量。由于有效不等式的生成时间可以忽略不计，所以表 4 –4 没有呈现有效不等式的生成时间。

表 4 –4　(SIP) 大 – M 系数加强的计算结果

实例	平均求解时间		子问题的平均求解时间		平均节点数		概率和可行不等式的数量	
	CPX	CPX – UM	CPX	CPX – UM	CPX	CPX – UM	CPX	CPX – UM
1 500 – 1	12 350. 4	8 354. 3	1 305. 1	1 419. 1	63 691	93 617	38	44
1 500 – 2	9 490. 7	8 710. 0	1 515. 7	1 309. 2	63 699	85 382	30	24
1 500 – 3	5 331. 2	5 564. 0	1 250. 1	1 017. 6	55 893	36 640	22	12
1 500 – 4	5 453. 2	5 272. 6	898. 2	885. 2	39 918	25 362	10	12
1 500 – 5	7 830. 7	8 627. 2	1 372. 0	1 560. 4	81 992	71 336	38	32
平均	8 091. 2	7 305. 6	1 268. 2	1 238. 3	61 039	62 467	28	25

对于半径 η 较大的问题（$\eta = 1$），其中算法 10 生成了较多新的概率分布。从表 4 –4 中可知，同 CPX 相比，CPX – UM 能减少 3 个实例的求解时间，平均求解时间减少大约 800 秒。其中一个实例（1 500 – 1）的求解时间明显减少，而其他实例的求解时间变化不明显。同 CPX 相比，CPX – UM 减少 3 个实例的节点数，节点数量的增加或者减少不能反应在求解时间的增加或者减少上。这主要是因为求解问题的复杂度不同。

4. 5. 6　样本外解的质量

为了验证（DP – CAP）及（CAP）解的质量，本节首先基于对数正态分布生成 1 500 000 个测试样本，根据不同样本规模下 $N \in \{500, 1\ 000, 1\ 500\}$（CAP）和（DR – CAP）的最优分配策略，计算在测试样本下与手术室的加班情况相关的指标，分析模型的样本外解的质量。表 4 –5 为平均总成本，测试样本下的平均加班概率，最坏情况下的加班概率，平均加班时间（分钟），以及 85%、95%、99% 加班时间的分位数。

表 4－5　测试样本下不同 η 及情景数量的加班结果比较

η	N	模型	平均总成本	平均加班概率	最坏情况下的加班概率	平均加班时间	85%	95%	99%
0.1	500	(CAP)	69.9	0.070	0.122	6.1	0.0	36.4	150.4
		(DR－CAP)	70.3	0.068	0.122	6.0	0.0	36.8	147.4
	1 000	(CAP)	70.2	0.069	0.122	6.1	0.0	37.9	150.0
		(DR－CAP)	70.7	0.066	0.122	5.8	0.0	33.8	148.5
	1 500	(CAP)	70.7	0.067	0.117	5.8	0.0	34.5	148.1
		(DR－CAP)	71.0	0.067	0.117	5.9	0.0	35.6	147.4
0.5	500	(CAP)	69.9	0.070	0.122	6.1	0.0	36.4	150.4
		(DR－CAP)	71.7	0.066	0.121	5.8	0.0	32.3	147.8
	1 000	(CAP)	70.2	0.069	0.122	6.1	0.0	37.9	150.0
		(DR－CAP)	71.2	0.065	0.088	5.6	0.0	31.9	149.3
	1 500	(CAP)	70.7	0.067	0.117	5.8	0.0	34.5	148.1
		(DR－CAP)	72.0	0.065	0.096	5.6	0.0	29.6	148.1
1	500	(CAP)	69.9	0.070	0.122	6.1	0.0	36.4	150.4
		(DR－CAP)	72.8	0.065	0.121	5.6	0.0	28.9	148.1
	1 000	(CAP)	70.2	0.069	0.122	6.1	0.0	37.9	150.0
		(DR－CAP)	73.1	0.064	0.089	5.5	0.0	26.6	149.3
	1 500	(CAP)	70.7	0.067	0.117	5.8	0.0	34.5	148.1
		(DR－CAP)	73.3	0.064	0.082	5.4	0.0	24.4	148.1

表 4－5 中的结果表明，随着情景数量的增加及 Wasserstein 不确定集合半径的增加，平均加班概率及最坏情况下的加班概率降低，且加班时间的 85%、95% 分位数也有相同的趋势。这说明情景较多且 Wasserstein 不确定集合的半径较大的决策在测试样本下表现较好，但随着情景数量的增加，最坏情况下的加班概率的降低幅度很小。例如，当 $N=1\ 000$ 时，最坏情况下的加班概率为 0.122，当 $N=1\ 500$ 时，最坏情况下的加班概率为

0.117。然而随着 η 的增加，最坏情况下的加班概率显著降低。例如，当 $N=1\ 000$ 及 $\eta=0.1$ 时，最坏情况下的加班概率为 0.122，当 $N=1\ 000$ 及 $\eta=0.5$ 时，最坏情况下的加班概率为 0.088，即此时最坏情况下的加班概率小于给定的 $\varepsilon=0.1$。（DR - CAP）的解对应的平均总成本比（CAP）的解对应的平均总成本稍高一些。当 $N=1\ 000$ 及 $\eta=0.5$ 时，平均总成本从（CAP）的 70.2 增加到（DR - CAP）的 71.2，当 $N=1\ 500$ 时也有同样的趋势。随着情景的增加及 Wasserstein 半径的增加，最坏情景下的加班概率降低，但是计算成本随着情景数量的增加显著提高。对于（DR - CAP），随着 Wasserstein 半径的增加，计算成本的提高幅度较小。

4.6 本章小结

本章使用大 - M 系数加强的方法及有效不等式，得到了机会约束随机规划分配模型和分布式鲁棒机会约束优化模型在情景数量 $N=1\ 500$ 下的最优解。当问题不可行或近似不可行时，分配模型的求解仍较为困难。随着情景数量的增加，模型的求解时间显著增加，然而，分布式鲁棒机会约束优化模型求解时间的增加幅度较小。当情景数量 $N=1\ 000$ 及 Wasserstein 不确定集合的半径较为恰当时，分布式鲁棒机会约束优化模型的分配决策表现较好，测试样本下最坏情况的加班概率能满足机会约束的概率要求。机会约束模型的分配决策对应的最坏情况下的加班概率则不能达到相应的概率要求。结果表明使用 Wasserstein 不确定集合能以更大的概率得到随机变量真实的概率分布。同第 3 章中所强调的问题一样，本章所提出的模型、有效不等式和算法也具有一般性，除了手术分配问题，还可以运用到资源分配问题、匹配问题、任务分配问题等。

本章提出了两类有效不等式，并在算例分析中验证了这两类不等式的有效性，但是并没有找到有效的方式将这两类不等式结合起来进行模型的求解，因此，如何将本章提出的两类有效不等式结合起来求解模型可作为后续的研究方向。其次，假设患者的手术时间服从离散的分布，考虑一般化的连续分布的分布式鲁棒不确定集合，并在分支切割算法框架中进一步拓展本章提出的有效不等式，也是未来的重点研究方向。

第5章　基于分布式鲁棒优化的手术预约调度和排程模型

5.1　引言

在第3章和第4章分别研究了手术室的开放和分配决策。当给定手术室的开放和分配决策后，本章研究如何合理地安排手术患者的预约服务时长和服务次序，以确定科学的预约调度和排程策略，减少患者的等待时间和手术室的加班时间，提高患者的满意度和手术室的利用效率。手术预约调度主要包括两个阶段：第一阶段为排程，给定不同类型患者的随机服务时间，确定最优的预约服务次序；第二阶段为调度，即在手术排程固定的前提下，确定患者最优的预约服务时长。在传统的预约调度问题中，往往假设患者的手术时间已知，较少考虑手术时间未知的情况。而在实际的问题中，患者的就诊数据往往不能反映手术时间的精确地概率分布。此外，现有的研究大多假设手术时间是相互独立的，而在现实生活中，同一手术室中手术患者的手术时间往往是相互影响的，忽略手术时间相关性的预约调度和排程，应用在医院实际运作中可能产生较大偏差。同时，手术排程问题一直是研究的难点，大多数研究只能给出求解排程问题的启发式算法，得到最优预约服务次序的近似解，因此如何建立手术室的调度和排程模型，基于不完全的手术时间概率分布信息，考虑手术时间的相关性，设计最优的预约调度决策，是本章的研究重点。

Mak等[3]在Kong等[49]研究的基础上，基于手术时间概率分布一阶矩和二阶矩信息，建立了分布式鲁棒优化预约调度和排程模型，在一定条件下，给出了服务时长的闭式最优解并证明手术时间方差递增的服务次序最优。考虑手术时间概率分布的支撑集和一阶矩信息，得到了相似的结论。本章在 Mak 等[3]工作的基础上，进一步地，同时考虑手术时间概率分布的支撑集、一阶矩、平均绝对偏差及手术时间的相关性，并分析了不同相关性系数对最优的预约调度和排程策略的影响。本章主要完成了以下几个部分工作：①考虑手术时间的不确定性，基于手术时间的支撑集和矩等部分信息，并利用绝对平均偏差刻画手术时间的相关性，分别建立分布式鲁棒优化预约调度和排程模型。②由于所建分布式模型为非线性的双层 min - max 或max - min 问题，充分结合分布式鲁棒模型的数学性质，将其转化为易求解的等价问题，最后确定最优的预约服务时长和服务次序。③在实验设计部分，分别得到了同种类型患者的最优调度策略和不同种类型患者的最优调度和排程策略。本章构建的分布式鲁棒优化模型，既在一定程度上丰富了基于分布式鲁棒优化理论的预约调度文献，也为医院管理者提供了相关的决策支持。

本章在 5.2 节提出了分布式鲁棒优化预约调度和排程模型，5.3 节给出了模型的求解结果，5.4 节对本章进行了总结。

5.2 分布式鲁棒优化预约调度和排程模型

5.2.1 问题描述

本章考虑单服务台问题，假设一个手术室同一时间只能进行一台手术，每天安排的患者人数固定，患者准时到达，不存在迟到、爽约等行为。医生不存在迟到、临时停诊等行为；手术时间精确的联合概率分布未知，仅已知手术时间的支撑集、一阶矩及平均绝对偏差的上界；不考虑急诊的手术患者。基于此，研究不同患者类型和手术时间不确定下的预约调度问题，确定患者最优的预约服务时长和服务次序，建立两个分布式鲁棒优化的模型。5.2.2 节假设预约服务次序固定，建立一个分布式鲁棒优化的预约调度模型研究最优的预约服务时长。5.2.3 节建立分布式鲁棒优化预约排程模型研究最优的预约服务时长和服务次序。

相关的符号说明具体如下。

（1）参数与集合

$N=\{1,\cdots,n\}$ 为一个周期内手术的集合，k，$i\in N$；

$\tilde{s}_k$ 为非负随机变量，表示手术 k 的手术时长；

μ_k 表示手术 k 的手术时长的期望；

σ_k 表示手术 k 的手术时长平均绝对偏差的上界；

$D_{\tilde{s}_k}$ 表示手术 k 的手术时长的支撑集，$D_{\tilde{s}_k}=[\underline{s}_k,\bar{s}_k]$；

$\mathbb{P}$ 表示满足分布约束条件的随机向量 $\tilde{\boldsymbol{s}}=(\tilde{s}_1,\cdots,\tilde{s}_n)$ 的联合概率分布；

Γ 为联合概率分布 $\mathbb{P}$ 的集合；

ω_k 为手术 k 的等待时间；

o 为手术室的加班时间；

c_k 为手术 k 的等待成本；

γ 为手术室的加班成本；

T 为一个服务周期内手术室开放时长。

（2）决策变量

x_k 为手术 k 的预约服务时长；

y_{ik} 为 0—1 分配变量，如果手术 i 被分配到第 k 个位置，则 $y_{ik}=1$，否则为 0。

5.2.2　分布式鲁棒优化预约调度模型

按照序列 1，2，…，n 的顺序进行手术，给定预约服务时长 $\boldsymbol{x}$ 和随机手术时长 $\tilde{\boldsymbol{s}}$，则第 1 个手术的等待时间 $\omega_1=0$，第 $k+1$ 个手术的等待时间和手术室的加班时间为

$$\omega_{k+1}=\max\{\omega_k+\tilde{s}_k-x_k,0\},\quad k=1,\cdots,n-1 \tag{5-1}$$

$$o=\max\{\omega_n+\tilde{s}_n-x_n,0\} \tag{5-2}$$

等待成本和手术室的加班成本为 $f(\tilde{\boldsymbol{s}},\boldsymbol{x})=\sum_{k=2}^{n}c_k\omega_k+\gamma o$，由于式（5-1）和式（5-2）含有最大化问题，$f(\tilde{\boldsymbol{s}},\boldsymbol{x})$ 不易求解。因此将 $\boldsymbol{\omega}$，o 松弛，引入 $\boldsymbol{\omega}'$，o' 表示松弛后变量，可得 $f(\tilde{\boldsymbol{s}},\boldsymbol{x})$ 另一种表达式，即为问题（5-3）的最优目标值。

$$f(\tilde{\boldsymbol{s}},\boldsymbol{x}) = \underset{\omega',o'}{\text{minimize}}\sum_{k=2}^{n} c_k\omega'_k + \gamma o' \tag{5-3a}$$

$$\text{s. t. } \omega'_2 \geqslant \tilde{s}_1 - x_1 \tag{5-3b}$$

$$\omega'_{k+1} \geqslant \omega'_k + \tilde{s}_k - x_k, \quad k=2,\cdots,n-1 \tag{5-3c}$$

$$o' \geqslant \omega'_n + \tilde{s}_n - x_n \tag{5-3d}$$

$$\omega'_k, o' \geqslant 0, \quad k=2,\cdots,n \tag{5-3e}$$

根据对偶理论，将问题（5－3）等价为最大化问题（5－4），即

$$f(\tilde{\boldsymbol{s}},\boldsymbol{x}) = \underset{l}{\text{maximize}}\sum_{k=1}^{n}(\tilde{s}_k - x_k)l_k \tag{5-4a}$$

$$\text{s. t. } l_k - l_{k-1} \geqslant -c_k, \quad k=2,\cdots,n \tag{5-4b}$$

$$l_k \leqslant \gamma, \quad k=n \tag{5-4c}$$

$$l_k \geqslant 0, \quad k=1,\cdots,n \tag{5-4d}$$

其中$\boldsymbol{l}=(l_1,l_2,\cdots,l_n)$为对偶变量。

已知手术时长的矩信息、支撑集和平均绝对偏差的上界。由于在单服务台问题中，手术时长相互影响，具体为医生在提供服务的过程中，当手术时间过长，即偏离平均手术时间较多时，医生往往会加快速度，以实现预期安排的工作量和总手术时间，导致接下来的手术时间小于平均手术时间情况的发生，当手术时间过短时则情况相反，同时这种偏离程度的判断与随机手术时间的波动有关，本章不考虑单个手术时间之间的相关性，所以用$E_{\mathbb{P}}\left(\left|\sum_{k=1}^{n}\frac{\tilde{s}_k-\mu_k}{\sigma_k}\right|\right)\leqslant\delta$表示手术时间相关性的约束[50]，$0\leqslant\delta\leqslant n$，$\delta$越小相关性越强，$\delta$越大相关性越弱。手术时间的联合概率分布$\mathbb{P}$的不确定集合为：

$$\Gamma = \left\{\mathbb{P}\,\middle|\,\mathbb{E}_{\mathbb{P}}(\tilde{s}_k)=\mu_k,\ \mathbb{P}(\tilde{s}_k\in S_k)=1,\ \mathbb{E}_{\mathbb{P}}(|\tilde{s}_k-\mu_k|)\leqslant\sigma_k,\right.$$
$$\left.\mathbb{E}_{\mathbb{P}}\left(\left|\sum_{k=1}^{n}\frac{\tilde{s}_k-\mu_k}{\sigma_k}\right|\right)\leqslant\delta\ \forall k\in[n]\right\}$$

其中$\tilde{s}_k=[\underline{s}_k,\bar{s}_k]$手术预约的总服务时长应和一个服务周期内手术室的开放时长相等，最小化最坏情况下的期望等待和加班成本，可得基于期望测度的预约调度分布式鲁棒优化模型

$$\underset{\boldsymbol{x}\in X}{\text{minimize}}\ \underset{\mathbb{P}\in\Gamma}{\text{maximize}}\ \mathbb{E}_{\mathbb{P}}\left(f(\tilde{\boldsymbol{s}},\boldsymbol{x})\right) \tag{5-5}$$

其中 $X=\left\{\boldsymbol{x}\geqslant 0,\sum_{k=1}^{n}x_k=T\right\}$。

预约调度模型（5 -5）可看作一个两阶段优化问题：首先给定一个决策变量 $\boldsymbol{x}$ 的值，求得期望总成本的最大值。然后在决策变量 $\boldsymbol{x}$ 的约束下，求得期望总成本所有最大值中的最小值，从而得到分布式鲁棒优化预约调度问题的最优解。首先分析模型（5 -5）的内层最大化问题，即给定一个决策变量 $\boldsymbol{x}$ 的值，求得期望总成本的最大值。

内层最大化问题

$$\underset{\mathbb{P}\in\Gamma}{\text{maximize}}\ \mathbb{E}_{\mathbb{P}}\left(f(\tilde{\boldsymbol{s}},\boldsymbol{x})\right) \tag{5-6}$$

定理 5.1　对于任意给定的 $\boldsymbol{x}$，内层优化问题（5 -6）等价于问题（5 -7），即

$$\text{minimize}\left(\rho_0+\sum_{k=1}^{n}\mu_k\alpha_k+\sum_{k=1}^{n}\sigma_k\beta_k+\delta\phi\right) \tag{5-7a}$$

$$\text{s. t. }\ \rho_0\geqslant\underset{\boldsymbol{l}\in\Lambda}{\text{maximize}}\,h(\boldsymbol{l},\boldsymbol{\alpha},\boldsymbol{\beta},\phi),\beta_k,\phi\geqslant 0,\ k=1,\cdots,n \tag{5-7b}$$

其中 $h(\boldsymbol{l},\boldsymbol{\alpha},\boldsymbol{\beta},\phi)=\underset{\tilde{s}\in D_{\tilde{s}}}{\text{maximize}}\left[\sum_{k=1}^{n}\left[(\tilde{s}_k-x_k)l_k-\alpha_k\tilde{s}_k-\beta_k\left|\tilde{s}_k-\mu_k\right|\right]-\phi\left|\sum_{k=1}^{n}\frac{\tilde{s}_k-\mu_k}{\sigma_k}\right|\right]$，$\Lambda$ 为式（5 -4b）~ 式（5 -4d）定义的关于 $\boldsymbol{l}$ 的可行域。

证明：内层最大化问题（5 -6）的对偶问题为问题（5 -8），即

$$\text{minimize}\left(\rho_0+\sum_{k=1}^{n}\mu_k\alpha_k+\sum_{k=1}^{n}\sigma_k\beta_k+\delta\phi\right) \tag{5-8a}$$

$$\text{s. t. }\ \rho_0\geqslant f(\tilde{\boldsymbol{s}},\boldsymbol{x})-\sum_{k=1}^{n}\left(\alpha_k\tilde{s}_k+\beta_k\left|\tilde{s}_k-\mu_k\right|\right)-\phi\left|\sum_{k=1}^{n}\frac{\tilde{s}_k-\mu_k}{\sigma_k}\right|,\ \forall\ \tilde{s}_k\in[\underline{s}_k,\bar{s}_k] \tag{5-8b}$$

$$\beta_k,\phi\geqslant 0,\quad k=1,\cdots,n \tag{5-8c}$$

其中，ρ_0，α_k，β_k，ϕ 是原问题（5 -6）的对偶变量。

由强对偶理论知原问题和对偶问题等价。由于约束式（5 -8b）中对所有的 $\tilde{s}_k\in[\underline{s}_k,\bar{s}_k],k=1,2,\cdots,n$ 都有不等式成立，即考虑约束

$$\rho_0 \geqslant \underset{\tilde{s}\in D_{\tilde{s}}}{\text{maximize}}\left[f(\tilde{\boldsymbol{s}},\boldsymbol{x}) - \sum_{k=1}^{n}\alpha_k\tilde{s}_k - \sum_{k=1}^{n}\beta_k\mid\tilde{s}_k-\mu_k\mid - \phi\left|\sum_{k=1}^{n}\frac{\tilde{s}_k-\mu_k}{\sigma_k}\right|\right]$$

进一步有

$$\begin{aligned}
&\underset{\tilde{s}\in D_{\tilde{s}}}{\text{maximize}}\left[f(\tilde{\boldsymbol{s}},\boldsymbol{x}) - \sum_{k=1}^{n}\alpha_k\tilde{s}_k - \sum_{k=1}^{n}\beta_k\mid\tilde{s}_k-\mu_k\mid - \phi\left|\sum_{k=1}^{n}\frac{\tilde{s}_k-\mu_k}{\sigma_k}\right|\right]\\
&= \underset{\tilde{s}\in D_{\tilde{s}}}{\text{maximize}}\left[\underset{l\in\Lambda}{\text{maximize}}\sum_{k=1}^{n}(\tilde{s}_k-x_k)l_k - \sum_{k=1}^{n}\alpha_k\tilde{s}_k - \sum_{k=1}^{n}\beta_k\mid\tilde{s}_k-\mu_k\mid - \phi\left|\sum_{k=1}^{n}\frac{\tilde{s}_k-\mu_k}{\sigma_k}\right|\right]\\
&= \underset{\tilde{s}\in D_{\tilde{s}}}{\text{maximize}}\ \underset{l\in\Lambda}{\text{maximize}}\left[\sum_{k=1}^{n}[(\tilde{s}_k-x_k)l_k-\alpha_k\tilde{s}_k-\beta_k\mid\tilde{s}_k-\mu_k\mid] - \phi\left|\sum_{k=1}^{n}\frac{\tilde{s}_k-\mu_k}{\sigma_k}\right|\right]\\
&= \underset{l\in\Lambda}{\text{maximize}}\ \underset{\tilde{s}\in D_{\tilde{s}}}{\text{maximize}}\left[\sum_{k=1}^{n}[(\tilde{s}_k-x_k)l_k-\alpha_k\tilde{s}_k-\beta_k\mid\tilde{s}_k-\mu_k\mid] - \phi\left|\sum_{k=1}^{n}\frac{\tilde{s}_k-\mu_k}{\sigma_k}\right|\right]
\end{aligned} \tag{5-9}$$

所以定理 5.1 成立。

由于约束式（5－7b）中含有最大化问题，仍然不易求解，因此需要考虑如下最大化问题

$$\underset{l\in\Lambda}{\text{maximize}}\ h(\boldsymbol{l},\boldsymbol{\alpha},\boldsymbol{\beta},\phi) \tag{5-10}$$

对于固定的 $\boldsymbol{\alpha}$，$\boldsymbol{\beta}$ 和 ϕ，易证 $h(\boldsymbol{l},\boldsymbol{\alpha},\boldsymbol{\beta},\phi)$ 关于 $\boldsymbol{l}$ 是凸函数，即（5－10）是一个最大化凸函数问题，求解比较复杂。在处理这个最大化问题时，主要借鉴文献 Mak 等[3]处理类似问题的思想。

定义变量 $\pi_{kj}=\sum_{i=k+1}^{j}c_i$，当 $1\leqslant k\leqslant j\leqslant n$ 时，$\pi_{kj}=\gamma+\sum_{i=k+1}^{n}c_i$，当 $1\leqslant k\leqslant n$，$j=n+1$ 时，其中定义 $\sum_{i=n+1}^{n}c_i=0$。由于（5－10）在可行域 Λ 的极值点处取得最优值，对于区间 $[w,j]\subseteq[1,n+1]$，如果任意的 $k\in[w,j]$，$l_k=0$ 当且仅当 $k=j$，则有 $l_k=\pi_{kj}$。引入 0—1 变量 t_{wj}，如果区间 $[w,j]$ 满足上述性质则 $t_{wj}=1$，否则为 0。此时有 $\sum_{w=1}^{i}\sum_{j=i}^{n+1}t_{wj}=1, i=1,2,\cdots,n+1$，当 $t_{wj}=1$ 时，$\sum_{k=w}^{j}[(\tilde{s}_k-x_k)l_k-\alpha_k\tilde{s}_k-\beta_k\mid\tilde{s}_k-\mu_k\mid]-\phi\left|\sum_{k=w}^{j}\frac{\tilde{s}_k-\mu_k}{\sigma_k}\right|=\sum_{k=w}^{j}[(\tilde{s}_k-x_k)\pi_{kj}-\alpha_k\tilde{s}_k-\beta_k\mid\tilde{s}_k-\mu_k\mid]-\phi\left|\sum_{k=w}^{j}\frac{\tilde{s}_k-\mu_k}{\sigma_k}\right|$，令 $\varphi_{w,j}(\pi_{kj},\alpha_k,\beta_k,\phi)=$

$\underset{\tilde{s}\in D_{\tilde{s}}}{\text{maximize}}\left[\sum_{k=w}^{j}\left[(\tilde{s}_k-x_k)\pi_{kj}-\alpha_k\tilde{s}_k-\beta_k|\tilde{s}_k-\mu_k|\right]-\phi\left|\sum_{k=w}^{j}\frac{\tilde{s}_k-\mu_k}{\sigma_k}\right|\right]$，$1\leqslant\omega\leqslant n+1$，$\omega\leqslant j\leqslant n+1$，所以问题（5－10）等价于问题（5－11），即

$$\underset{t}{\text{maximize}}\sum_{w=1}^{n+1}\sum_{j=w}^{n+1}\varphi_{w,j}(\pi_{kj},\alpha_k,\beta_k,\phi)t_{wj} \tag{5-11a}$$

$$\text{s. t.}\sum_{w=1}^{i}\sum_{j=i}^{n+1}t_{wj}=1,\ i=1,\cdots,n+1\quad t_{wj}\in\{0,1\},\ 1\leqslant w\leqslant j\leqslant n+1 \tag{5-11b}$$

问题（5－11）是最大化 $\boldsymbol{t}$ 的线性规划问题，由于约束式（5－11b）是完全幺模的，则可将 0—1 变量 t_{wj} 松弛为 $t_{wj}\geqslant0$，最优解不变。根据对偶理论问题（5－11）等价于问题（5－12），即

$$\underset{\boldsymbol{\lambda}}{\text{minimize}}\sum_{k=1}^{n}\lambda_k \tag{5-12a}$$

$$\text{s. t.}\sum_{k=w}^{\min\{j,n\}}\lambda_k\geqslant\varphi_{w,\min\{j,n\}}(\pi_{kj},\alpha_k,\beta_k,\phi),\quad 1\leqslant w\leqslant n,w\leqslant j\leqslant n+1 \tag{5-12b}$$

所以对于任意给定的 $\boldsymbol{x}\in X$ 内层优化问题（5－6）等价于问题（5－13），即

$$\text{minimize}\left(\rho_0+\sum_{k=1}^{n}\mu_k\alpha_k+\sum_{k=1}^{n}\sigma_k\beta_k+\delta\phi\right) \tag{5-13a}$$

$$\text{s. t.}\ \rho_0\geqslant\sum_{k=1}^{n}\lambda_k \tag{5-13b}$$

$$\sum_{k=w}^{\min\{j,n\}}\lambda_k\geqslant\varphi_{w,\min\{j,n\}}(\pi_{kj},\alpha_k,\beta_k,\phi),\quad 1\leqslant w\leqslant n,w\leqslant j\leqslant n+1 \tag{5-13c}$$

$$\beta_k,\ \phi\geqslant0,\quad k=1,\cdots,n \tag{5-13d}$$

定理 5.2 给出了预约调度模型（5－5）的最终等价问题。

定理 5.2　预约调度模型（5－5）与问题（5－14）等价，即

$$\text{minimize}\left(\rho_0+\sum_{k=1}^{n}\mu_k\alpha_k+\sum_{k=1}^{n}\sigma_k\beta_k+\delta\phi\right) \tag{5-14a}$$

$$\text{s. t.}\ \rho_0\geqslant\sum_{k=1}^{n}\lambda_k \tag{5-14b}$$

$$\sum_{k=w}^{\min\{j,n\}} \lambda_k \geqslant \sum_{k=w}^{\min\{j,n\}} \xi_k^{w,j}, \quad 1 \leqslant w \leqslant n, w \leqslant j \leqslant n+1 \tag{5-14c}$$

$$\xi_k^{w,j} \geqslant (\bar{s}_k u_k^{w,j} - \underline{s}_k v_k^{w,j}) + \mu_k (z_k^{w,j} - q_k^{w,j}) + \mu_k (a^{w,j} - b^{w,j})/\sigma_k - x_k \pi_{kj} \tag{5-14d}$$

$$1 \leqslant w \leqslant n, w \leqslant j \leqslant n+1, w \leqslant k \leqslant \min\{j,n\}$$

$$u_k^{w,j} - v_k^{w,j} + z_k^{w,j} - q_k^{w,j} + (a^{w,j} - b^{w,j})/\sigma_k \geqslant \pi_{kj} - \alpha_k \tag{5-14e}$$

$$1 \leqslant w \leqslant n, w \leqslant j \leqslant n+1, w \leqslant k \leqslant \min\{j,n\}$$

$$z_k^{w,j} + q_k^{w,j} \leqslant \beta_k, \quad 1 \leqslant w \leqslant n, w \leqslant j \leqslant n+1, w \leqslant k \leqslant \min\{j,n\} \tag{5-14f}$$

$$a^{w,j} + b^{w,j} \leqslant \phi, \quad 1 \leqslant w \leqslant n, w \leqslant j \leqslant n+1 \tag{5-14g}$$

$$\sum_{k=1}^{n} x_k = T \tag{5-14h}$$

$$u_k^{w,j}, v_k^{w,j}, z_k^{w,j}, q_k^{w,j}, a^{w,j}, b^{w,j}, \beta_k, \phi, x_k \geqslant 0, \quad 1 \leqslant w \leqslant k \leqslant n, w \leqslant j \leqslant n+1 \tag{5-14i}$$

证明：在约束式（5-13c）中

$$\varphi_{w,\min\{j,n\}}(\pi_{kj}, \alpha_k, \beta_k, \phi)$$

$$= \underset{\tilde{s} \in D_{\tilde{s}}}{\text{maximize}} \left[\sum_{k=w}^{\min\{j,n\}} [(\tilde{s}_k - x_k)\pi_{kj} - \alpha_k \tilde{s}_k - \beta_k |\tilde{s}_k - \mu_k|] - \phi \left| \sum_{k=w}^{\min\{j,n\}} \frac{\tilde{s}_k - \mu_k}{\sigma_k} \right| \right]$$

令 $\theta_k = |\tilde{s}_k - \mu_k|$，$\eta = \left| \sum_{k=w}^{j} \frac{\tilde{s}_k - \mu_k}{\sigma_k} \right|$，根据对偶理论，问题（5-13）等价于问题（5-15），即

$$\text{minimize} \sum_{k=w}^{\min\{j,n\}} [(\bar{s}_k u_k - \underline{s}_k v_k) + \mu_k (z_k - q_k) + \mu_k (a - b)/\sigma_k - x_k \pi_{kj}] \tag{5-15a}$$

$$\text{s. t. } u_k - v_k + z_k - q_k + (a - b)/\sigma_k \geqslant \pi_{kj} - \alpha_k, \quad w \leqslant k \leqslant \min\{j,n\} \tag{5-15b}$$

$$z_k + q_k \leqslant \beta_k, \quad w \leqslant k \leqslant \min\{j,n\} \tag{5-15c}$$

$$a + b \leqslant \phi \tag{5-15d}$$

$$u_k, v_k, z_k, q_k, a, b \geqslant 0, \quad w \leqslant k \leqslant \min\{j,n\} \tag{5-15e}$$

又因为 $\varphi_{w,\min\{j,n\}}(\pi_{kj}, \alpha_k, \beta_k, \phi)$ 的值与 w 和 j 有关，引入中间变量 $\xi_k^{w,j}$，则有

定理 5. 2 成立。

当预约服务次序固定时，根据定理 5. 2 分布式鲁棒优化预约调度模型（5 - 5）可转化成易求解的线性规划问题，进而可以确定最优的预约服务时长，最小化最坏分布情况下的期望总成本。

5. 2. 3　分布式鲁棒优化预约排程模型

对于不同就诊类型的患者 i 和不同的服务位置 k，决策变量 y_{ik} 满足约束 $\sum_{i=1}^{n} y_{ik} = 1$，$\sum_{k=1}^{n} y_{ik} = 1$，分别表示每个位置只能安排一个手术，每个手术只能被安排在一个位置。则第 k 个位置随机手术时长为 $s_k(\boldsymbol{y}) = \sum_{i=1}^{n} \tilde{s}_i y_{ik}$，给定每个位置的预约时间长度 x_k 和随机手术时长 $s_k(\boldsymbol{y})$，总的等待成本和加班成本 $f_1(\tilde{\boldsymbol{s}},\boldsymbol{x})$ 为问题（5 - 16）的最优目标值，即

$$f_1(\tilde{\boldsymbol{s}},\boldsymbol{x}) = \underset{\boldsymbol{\omega}',o'}{\text{minimize}} \sum_{k=2}^{n} c_k \omega'_k + \gamma o' \quad (5-16a)$$

$$\text{s. t. } \omega'_2 \geqslant s_1(y) - x_1 \quad (5-16b)$$

$$\omega'_{k+1} \geqslant \omega'_k + s_k(y) - x_k,\quad k = 2,\cdots,n-1 \quad (5-16c)$$

$$o' \geqslant \omega'_n + s_n(y) - x_n,\quad \omega'_k, o' \geqslant 0,\quad k = 2,\cdots,n \quad (5-16d)$$

分布式鲁棒优化预约排程模型为

$$\underset{\boldsymbol{x}\in X,\boldsymbol{y}\in Y}{\text{minimize}}\ \underset{\boldsymbol{\mathbb{P}}\in \Gamma}{\text{maximize}}\ \mathbb{E}_{\boldsymbol{\mathbb{P}}}\left(f_1(\tilde{\boldsymbol{s}},\boldsymbol{x})\right) \quad (5-17)$$

其中，$X = \left\{\boldsymbol{x} \geqslant 0, \sum_{k=1}^{n} x_k = 1\right\}$，$\Upsilon = \left\{\boldsymbol{y} \in \{0,1\}, \sum_{i=1}^{n} y_{ik} = 1, \sum_{k=1}^{n} y_{ik} = 1\right\}$

$$\Gamma = \left\{\mathbb{P} \mid \mathbb{E}_{\boldsymbol{\mathbb{P}}}(\tilde{s}_i) = \mu_i,\ \mathbb{P}(\tilde{s}_i \in [\underline{s}_i, \bar{s}_i]) = 1,\ \mathbb{E}_{\boldsymbol{\mathbb{P}}}(|\tilde{s}_i - \mu_i|) \leqslant \sigma_i,\right.$$

$$\left.\mathbb{E}_{\boldsymbol{\mathbb{P}}}\left(\left|\sum_{i=1}^{n} \frac{\tilde{s}_i - \mu_i}{\sigma_i}\right|\right) \leqslant \delta\right\}$$

同 2. 2 中类似的证明过程，模型（5 - 17）的最终等价形式为问题（5 - 18）~（5 - 26），即

$$\text{minimize}\left(\rho_0 + \sum_{i=1}^{n} \mu_i \alpha_i + \sum_{i=1}^{n} \sigma_i \beta_i + \delta\phi\right) \quad (5-18)$$

$$\text{s. t. } \rho_0 \geqslant \sum_{k=1}^{n} \lambda_k \tag{5-19}$$

$$\sum_{k=w}^{\min\{j,n\}} \lambda_k \geqslant \xi^{w,j}, \quad 1 \leqslant w \leqslant n, w \leqslant j \leqslant n+1 \tag{5-20}$$

$$\xi^{w,j} \geqslant \left(\sum_{i=1}^{n} \bar{s}_i u_i^{w,j} - \sum_{i=1}^{n} \underline{s}_i v_i^{w,j} \right) + \sum_{i=1}^{n} \mu_i (z_i^{w,j} - q_i^{w,j})$$
$$+ \sum_{i=1}^{n} \mu_i (a^{w,j} - b^{w,j})/\sigma_i - \sum_{k=w}^{\min\{j,n\}} x_k \pi_{kj}, \quad 1 \leqslant w \leqslant n, w \leqslant j \leqslant n+1 \tag{5-21}$$

$$u_i^{w,j} - v_i^{w,j} + z_i^{w,j} - q_i^{w,j} + (a^{w,j} - b^{w,j})/\sigma_i \geqslant \sum_{k=w}^{\min\{j,n\}} \left(y_{ik} \pi_{kj} - \frac{1}{n} \alpha_i \right),$$
$$1 \leqslant i \leqslant n, 1 \leqslant w \leqslant n, w \leqslant j \leqslant n+1 \tag{5-22}$$

$$z_i^{w,j} + q_i^{w,j} \leqslant \sum_{k=w}^{\min\{j,n\}} \beta_i / n, \quad 1 \leqslant i \leqslant n, 1 \leqslant w \leqslant n, w \leqslant j \leqslant n+1 \tag{5-23}$$

$$a^{w,j} + b^{w,j} \leqslant \sum_{k=w}^{\min\{j,n\}} \phi / n, 1 \leqslant w \leqslant n, w \leqslant j \leqslant n+1 \tag{5-24}$$

$$\sum_{k=1}^{n} x_k = T, \sum_{i=1}^{n} y_{ik} = 1, \sum_{k=1}^{n} y_{ik} = 1 \tag{5-25}$$

$$u_i^{w,j}, v_i^{w,j}, z_i^{w,j}, q_i^{w,j}, a^{w,j}, b^{w,j}, \beta_k, \phi, x_k \geqslant 0, y_{ik} \in \{0,1\} \tag{5-26}$$
$$1 \leqslant i \leqslant n, 1 \leqslant w \leqslant n, w \leqslant j \leqslant n+1$$

5.3 算例分析

算例分析分为两部分，首先，预约服务次序固定，研究同种类型患者最优的预约服务时长。其次，存在不同就诊类型患者时，研究最优的预约服务时长和服务次序。算例部分同样利用了北京某公立医院的实际手术时长的数据进行分析，该数据同第 3 章中的实际数据相同。部分参数设置如下：手术时间的支撑集 $D_{\tilde{s}} = [0.5, 3]$，一个服务周期内预约时间长度 $T = \sum_{k=1}^{n} \mu_k + R \sqrt{\sum_{k=1}^{n} \sigma_i^2}$，其中 R 是调节预约时间长度的参数[3]，手术时间单位为小时，手术的等待成本 $c_k = 1$，$\forall k = 2, 3, \cdots, n$，所以手术室的加班成本

γ 即为手术室加班时间与等待时间的相对时间成本。本章的数学规划模型采用 MATLAB 编程，并调用 YALMIP 优化包和 CPLEX 数学求解器进行求解。

5.3.1　同种类型患者的预约调度

在预约服务次序固定的情况下，研究同种类型患者的预约调度策略。假设同种类型患者的手术时长服从相同概率分布。具体参数设置：患者的平均手术时间 $\mu = 1.5$，平均绝对偏差的上界 $\sigma = 0.5$，本节中，变化一个周期内预约患者的人数 $n = 5:1:9$，$\delta = 3:1:6$，相对时间成本 $\gamma = 2:1:5$，$R = -0.5, 0, 0.5$。求得不同 δ 下的最优预约服务时长如图 5－1 所示。

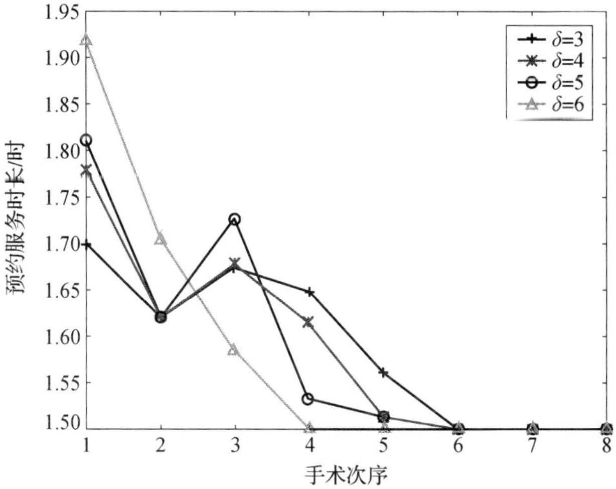

图 5－1　不同 δ 下最优的预约服务时长

当预约服务次序固定时，基于分布式鲁棒优化预约调度模型求解的最优预约服务时长呈现出递减的趋势，如图 5－1 所示。主要的原因是当序列前面的手术就诊出现延迟现象时，会对该手术之后的所有手术的实际就诊时间产生影响，即序列前面的延迟影响较大。考虑最坏分布情况下的最优服务时长时，为了减少由于序列前面延迟产生的影响，在实际安排就诊时长时，序列前面的预约服务时长应较长，序列后面的预约服务时长应较短，预约服务时长随预约次序呈现出递减的趋势。同时由于手术时间相关性的约束，在最坏分布情况下，序列开始的随机手术时长较长，此时医生会增加诊疗速度，从而最优预约服务时长出现波动。同理考虑对 δ 的不同约束，当 δ 越大时，手术时间总体的相关性越弱，此时分布的不确定集合范围也越大，从而序列前面分配的时间越长，波动越大，具体如图 5 - 1 所示。手术室的加班成本通常会高于等待成本，由于不同的手术室类型，加班成本通常不同，所以图 5 - 2 给出了不同相对时间成本下的最优预约服务时长。由于序列后面对加班时间的影响较大，所以当相对时间成本较高时，应适当增加序列后面手术的预约服务时长，减少序列前面的手术预约服务时长，以实现等待成本和加班成本最小。随着一个服务周期内预约时间长度的增加，序列前面的手术预约服务时长应越长，如图 5 - 3 所示。

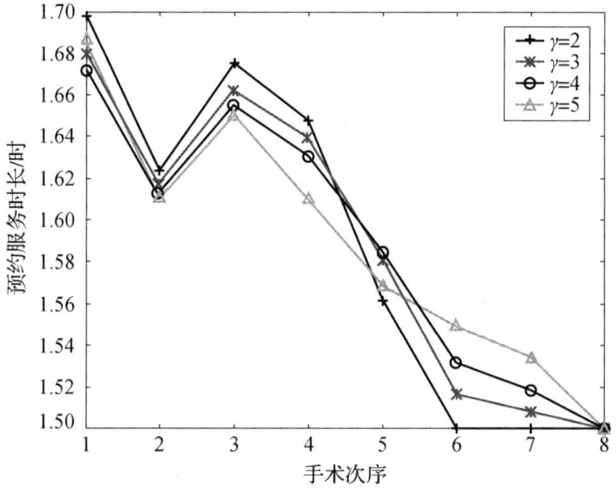

图 5 - 2　不同 γ 下最优的预约服务时长

接下来，比较是否考虑相关性的预约调度。不考虑手术时间相关性的预约调度，即预约调度模型（5 - 5）中仅已知手术时间的一阶矩、支撑集和平均绝对偏差的上界，最优的预约服务时长随序列先减少后平稳最后减少，如图 5 - 4 所示。由图 5 - 5 可知，不考虑手术时间相关性的平均成本高于考虑手术时间相关性的平均成本，且相关性越强，平均成本相差越大，同时随着患者数量的增加，成本相差百分比也随着增加，其中，成本相差百分比 = (不考虑相关性的平均成本/考虑相关性的平均成本) - 1。

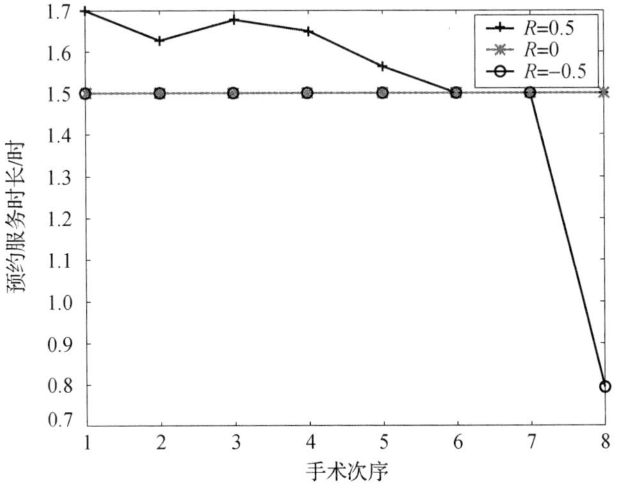

图 5-3　不同 R 下最优的预约服务时长

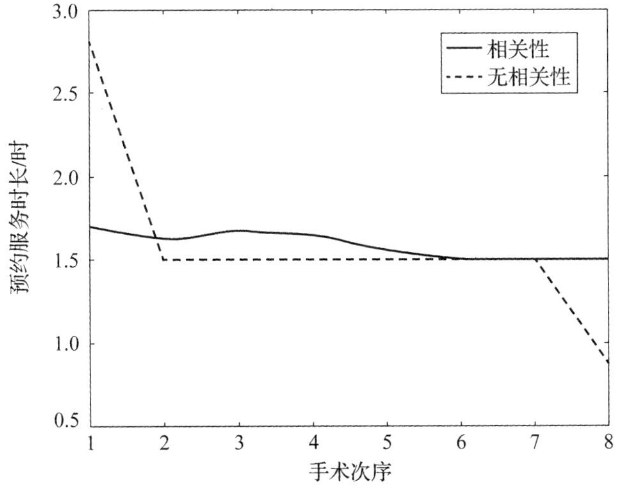

图 5-4　无相关性与有相关性的预约服务时长比较

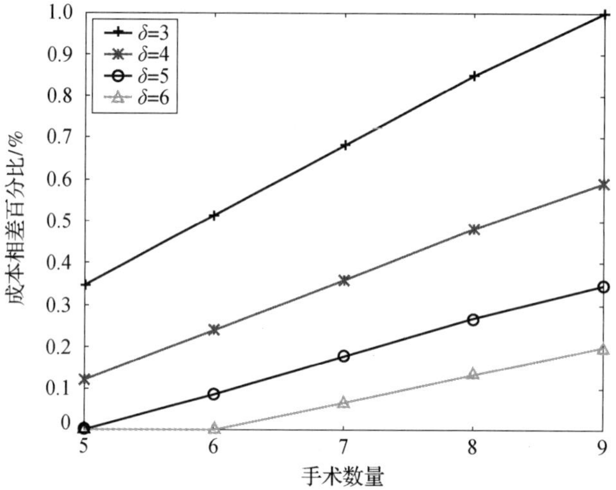

图 5 – 5　无相关性与不同 δ 的成本相差百分比

Denton 等[26] 基于已知的手术时间概率分布，指出当手术时间独立同分布时，最优的预约服务时长呈先增后减的“穹顶型”，当手术时间不独立同分布时，则不具有该性质。本章研究了手术时间不独立的情况，结果表明最优的预约服务时长随序列呈递减的趋势，进一步丰富了预约的调度策略。

5.3.2　不同类型患者的调度和排程

本节研究存在两种不同类型的患者情况，确定最优的预约服务时长和服务次序。假设不同类型的患者手术时间的分布不同；不同类型的患者手术时间通常是不相同的，不同患者手术时间的均值和标准差一般不同。本节的参数设置：一个周期手术数量为 8；两种不同类型患者的人数比例 2 : 3，分别编号 1，2，⋯，n，按人数比例第一种类型患者编号在前，第二种类型患者编号在后；第一种类型患者手术时间的均值 μ_1 等于 1.1，标准差 σ_1 等于 1.3；第二种类型患者手术时间的均值 μ_2 等于 1.5，标准差 σ_2 等于 0.5；$R=0.5$，变化 δ 的范围 [1,12]；相对时间成本 γ 的变化范围 [0.5,7]。

当不考虑手术时间相关性时，即预约排程模型（5 – 17）中仅已知手术时间的一阶矩、支撑集和平均绝对偏差的上界，最优的预约服务次序是不同类型患者间隔排序。然而，考虑手术时间相关性后，相关性较强时，最优的预约服务次序将第一种类型患者安排在序列的前面，第二种类型患者安排在序列的后面，随着相关程度越来越小，考虑手术时间相关性的排程策略和不考虑相关性的排程策略相同，如表 5－1 所示。存在不同类型患者的情况下，最优的预约服务次序也与相对时间成本有关。相对时间成本较高时，最优的预约服务次序把第一种类型患者安排在序列的前面，第二种类型患者安排在序列的后面。相对时间成本较低时，第一种类型患者安排在序列的前面和后面，第二种类型患者安排在序列的中间，具体如表 5－2 所示。医院管理者可根据实际情况，选择最优的手术预约服务次序。当相对时间成本适中、相关性较强时，由于将第一种类型患者安排在序列的前面，第二种类型患者安排在序列的后面。由图 5－6 可见，同 5.3.1 节的结论相似，在排程模型中，不考虑手术时间相关性的平均成本要高于考虑手术时间相关性的平均成本。

表 5－1　不同 δ 下的预约次序

δ	预约次序	δ	预约次序
无	(1，4，3，2，8，7，6，5)	4	(2，1，8，7，6，5，4，3)
1	(3，2，1，4，8，7，6，5)	5	(2，1，8，7，6，5，4，3)
2	(3，2，1，4，8，7，6，5)	6	(2，1，8，7，6，5，4，3)
3	(3，2，1，4，8，7，6，5)	12	(1，4，3，2，8，7，6，5)

表 5－2　不同 γ 下的预约次序

γ	预约次序	γ	预约次序
0.5	(2，1，8，7，6，5，4，3)	4	(3，2，1，4，8，7，6，5)
1	(2，1，8，7，6，5，4，3)	5	(3，2，1，4，8，7，6，5)
2	(3，2，1，4，8，7，6，5)	6	(3，2，1，4，8，7，6，5)
3	(3，2，1，4，8，7，6，5)	7	(3，2，1，4，8，7，6，5)

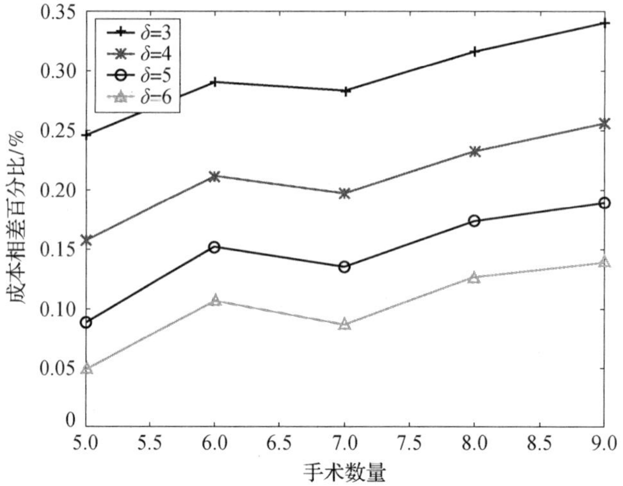

图 5-6　不同类型患者下无相关性与不同 δ 的成本相差百分比

5.4　本章小结

本章针对预约调度问题，考虑不同类型的患者及手术时间的不确定性，基于手术时间概率分布的支撑集和矩等部分信息，利用绝对平均偏差刻画患者手术时间的相关性，分别建立了分布式鲁棒优化预约调度和排程模型。通过对偶理论及模型的数学性质进行等价变形，将其化简成易处理的等价问题，确定最优的预约服务时长和服务次序。不仅在一定程度上避免用协方差矩阵刻画手术时间相关性造成的 NP—难题，提高了计算效率，还能解决两种类型患者的排程问题。数值分析结果显示，当服务次序固定时，同种类型患者的预约服务时长总体呈现出递减的趋势。考虑两种不同类型的患者，最优的服务次序同手术室与患者的相对时间成本和手术时间的相关程度有关。当相对时间成本较高或手术时间相关程度较大时，应适当增加序列后面的患者预约服务时长，减少序列前面的患者预约服务时长。

本章考虑了不同的患者类型和手术时间的不确定性，而在预约调度中还存在爽约、当天到达等患者行为，因此，将考虑不同患者行为下的预约调度和排程及相应的超订、预留机制作为后续的研究。另外，本章假设患者的数量已知，对手术患者进行预约调度，而在实际问题中存在动态预约调度的情况，即患者的数量未知，当患者发出预约需求时立即为其安排到达时间和次序，因此，考虑分布式鲁棒优化动态预约调度也可以作为后续的研究。

第6章　总结与展望

手术室作为医院最大的成本和收益中心，同时也是衔接上下游医疗资源的关键枢纽，其服务质量直接决定了医院的服务水平。为了提高手术资源的利用效率，减少手术室加班的概率和患者的等待时间，提高患者的满意度，本书整合随机优化方法（如机会约束规划、随机规划、分布式鲁棒优化等），对手术室计划和调度与排程问题进行定量建模，针对具体的模型，提出了多种不同种类的有效不等式，设计高效的算法求解较大规模的实际问题，得到最优的手术计划与调度方案。

（1）手术室计划问题的机会约束随机规划模型与求解算法

在手术时间概率分布已知的情况下，针对手术室加班时间建立机会约束，以一定的概率保证手术完成的时间小于手术室开放的时间，研究了基于机会约束的手术室计划问题，将模型转化为二元双线性规划问题，并基于二元双线性规划问题的结构生成三类有效不等式。针对最小化手术室开放数量的问题，提出了一个启发式算法得到问题的下界值。算例结果表明，当风险参数 $\varepsilon=\{0.05,0.1,0.15\}$ 时，三类有效不等式结合下界改进启发式算法明显优于利用求解器 CPLEX 直接进行求解，且能有效的求解多达 $N=1\ 000$ 个情景数量的实例，并同 Song 等[2]的方法进行比较，验证本书提出的算法有效性。算例分析中测试数据基于北京某公立医院的实际数据。此外，本章仍试图求解样本规模更大的问题（例如 $N=1\ 500$ 的实例），结果显示仅能求解出部分实例。具体地，当运行时间限制设置为 10 小时时，利用三类有效不等式结合下界改进启发式算法和 Song 等[2]的方法仅能求解 20% 的实例。

（2）手术室分配问题的分布式鲁棒机会约束模型与求解算法

基于手术时间的不确定性，分别考虑手术时间的概率分布已知和属于一个不确定集合两种情形，提出手术室加班时间的概率约束，建立机会约束随机规划与分布式鲁棒机会约束优化的手术室分配模型，使用大 - M 系数加强的方法及两类有效不等式，得到了机会约束随机规划分配模型及分布式鲁棒机会约束优化模型在情景数量 $N=1\ 500$ 下的最优解。当问题为不可行或近似不可行时，分配模型的求解仍较为困难。随着情景数量的增加，模型的求解时间显著增加，然而，分布式鲁棒机会约束优化模型求解时间的增加幅度较小。当情景数量 $N=1\ 000$ 及 Wasserstein 集合的半径较为恰当时，分布式鲁棒机会约束优化模型的分配决策表现较好，测试样本下最坏情况的加班概率能满足机会约束的概率要求。机会约束模型在最坏情况下的加班概率则不能达到相应的概率要求。结果表明使用 Wasserstein 不确定集合能以更大的概率得到随机变量真实的概率分布。

（3）基于分布式鲁棒优化的手术预约调度和排程模型

针对手术预约调度问题，考虑单服务台不同类型的患者及手术时间的不确定性，在手术时间概率分布的支撑集和矩等部分信息已知的假设下，考虑手术时间的相关性，并利用绝对平均偏差来进行刻画，分别建立了分布式鲁棒优化预约调度和排程模型。通过对偶理论及模型的数学性质进行等价变形，借鉴 Mak 等[3]的方法，将非凸问题化简成易处理的线性优化等价问题，确定最优的预约服务时长和服务次序。不仅在一定程度上避免用协方差矩阵刻画手术时间相关性造成的 NP—难题，提高了计算效率，还能解决两种类型患者的排程问题。数值分析结果显示，当服务次序固定时，同种类型患者的预约服务时长总体呈现出递减的趋势。考虑两种不同类型的患者，最优的服务次序同手术室与患者的相对时间成本和手术时间的相关程度有关。当相对时间成本较高或手术时间相关程度较大时，应适当增加序列后面的患者预约服务时长，减少序列前面的患者预约服务时长。

本书考虑了手术室计划与调度中的关键问题，针对手术时间的不确定性，运用随机规划、分布式鲁棒优化、机会约束、凸优化、动态规划等理论方法，从模型和算法的创新以及在手术室的应用三个方面，提出了手术室计划与调度的模型以及利用有效不等式的精确求解算法，并在算例分析部分，验证了模型和算法的有效性。

特别指出，本书第 3 章和第 4 章提出的模型、有效不等式和求解算法，具有普遍适用性，不仅仅适用于手术室计划与调度问题，还适用具有相似结构的机会约束随机规划与分布式鲁棒机会约束优化问题（装箱问题、分配问题、背包问题和匹配问题等），具有较广的应用领域，如运输、资源分配、云计算等。然而，本书提出的研究问题和方法仍然存在一些开放性的问题，还可以从三个方面进一步扩展，具体地说：

第 3 章提出了三类有效不等式，如何利用 Song 等[2]提出的概率覆盖的方法同这三类有效不等式相结合来进一步提高算法的求解效率作为后续的研究方向。该章提出的不等式只适用于 0—1 变量的问题，如何将不等式一般化到存在整数变量和连续变量的问题也是后续重点关注的研究方向。

第 4 章提出了两类有效不等式，但是并没有找到有效的方式将这两类不等式结合起来进行模型的求解，因此，如何将该章提出的两类有效不等式结合起来求解模型可作为后续的研究方向。该章还假设了患者的手术时间服从离散的分布，考虑连续分布的 Wasserstein 不确定集合也是未来的重点研究方向。

第 5 章考虑时间的不确定性，而在预约调度中还存在爽约、当天到达等患者行为，因此，可将考虑不同患者行为下的预约调度和排程及相应的超订、预留机制作为后续的研究。本书假设患者的数量已知，对手术患者进行预约调度，而在实际问题中存在动态预约调度的情况，即患者的数量未知，当患者发出预约需求时立即为其安排到达时间和次序，因此，基于大量的历史训练数据，整合加强学习（Reinforcement Learning）与分布式鲁棒优化方法，建立动态在线预约调度模型也可以作为后续的研究。

参 考 文 献

[1] 中华人民共和国国家卫生健康委员会. 2018 年我国卫生健康事业发展统计公报 [M]. 北京: 中国统计出版社, 2019.

[2] SONG Y, LUEDTKE J R, KÜÇÜKYAVUZ S. Chance - constrained binary packing problems [J]. INFORMS Journal on Computing, 2014, 26 (4): 735 - 747.

[3] MAK H Y, RONG Y, ZHANG J. Appointment scheduling with limited distributional information [J]. Management Science, 2014, 61 (2): 316 - 334.

[4] FERRAND Y B, MAGAZINE M J, RAO U S. Managing operating room efficiency and responsiveness for emergency and elective surgeries a literature survey [J]. IISE Transactions on Healthcare Systems Engineering, 2014, 4 (1): 49 - 64.

[5] 杜少甫, 谢金贵, 刘作仪. 医疗运作管理: 新兴研究热点及其进展 [J]. 管理科学学报, 2013, 16 (8): 1 - 19.

[6] ZHU S, FAN W, YANG S, et al. Operating room planning and surgical case scheduling: a review of literature [J]. Journal of Combinatorial Optimization, 2019, 37 (3): 757 - 805.

[7] DENTON B T, MILLER A J, BALASUBRAMANIAN H J, et al. Optimal allocation of surgery blocks to operating rooms under uncertainty [J]. Operations Research, 2010, 58 (4): 802 - 816.

[8] MIN D, YIH Y. Scheduling elective surgery under uncertainty and downstream capacity constraints [J]. European Journal of Operational Research, 2010, 206 (3): 642 - 652.

[9] DAN I, J B, N D, et al. Improving operational effectiveness of tactical master plans for emergency and elective patients under stochastic demand and capacitated resources [J]. European Journal of Operational Research, 2011, 213 (1): 290 - 308.

[10] 张政, 谢晓岚, 耿娜. 多目标优化下的手术室分派调度问题 [J]. 上海交通大学学报, 2012, 46 (12): 1983 - 1988.

[11] ERDOGAN S A, DENTON B. Dynamic appointment scheduling of a stochastic server with uncertain demand [J]. INFORMS Journal on Computing, 2013, 25 (1): 116 - 132.

[12] GUL S, DENTON B T, FOWLER J W. A progressive hedging approach for surgery planning under uncertainty [J]. INFORMS Journal on Computing, 2015, 27 (4): 755 - 772.

[13] JEBALI A, DIABAT A. A stochastic model for operating room planning under capacity constraints [J]. International Journal of Production Research, 2015, 53 (24): 7252 - 7270.

[14] MOLINA - PARIENTE J M, HANS E W, FRAMINAN J M. A stochastic approach for solving the operating room scheduling problem [J]. Flexible Services & Manufacturing Journal, 2018, 30 (1 - 2): 224 - 251.

[15] 邓富民, 梁学栋, 刘爱军. 多资源约束下改进 NSGA - Ⅱ算法的手术调度 [J]. 系统工程理论与实践, 2012, 32 (6): 1337 - 1345.

[16] MANNINO C, NILSSEN E J, NORDLANDER T E. A pattern based, robust approach to cyclic master surgery scheduling [J]. Journal of Scheduling, 2012, 15 (5): 553 - 563.

[17] ADDIS B, CARELLO G, TÀNFANI E. A robust optimization approach for the operating room planning problem with uncertain surgery duration [C]. Springer, 2014: 175 - 189.

[18] NEYSHABOURI S, BERG B P. Two - stage robust optimization approach to elective surgery and down - stream capacity planning [J]. European Journal of Operational Research, 2017, 260 (1): 21 - 40.

[19] 周炳海, 殷萌, 钟臻怡. 基于拉格朗日松弛的手术中心调度算法 [J]. 系统工程理论与实践, 2016, 36 (1): 224 - 233.

[20] 王昱，唐加福. 医院手术调度问题的两阶段鲁棒优化方法研究 [J]. 系统工程学报，2016，31 (4)：431 -440.

[21] 彭春，李金林，王珊珊，等. 考虑下游 ICU 病床容量约束的鲁棒手术计划调度 [J]. 系统工程理论与实践，2018，38 (3)：623 -633.

[22] WANG S, LI J, PENG C. Distributionally robust chance - constrained program surgery planning with downstream resource [C]. IEEE, 2017: 1 -6.

[23] ZHANG Y, SHEN S, ERDOGAN S A. Solving 0 -1 semidefinite programs for distributionally robust allocation of surgery blocks [J]. Optimization Letters, 2018, 12 (7): 1503 -1521.

[24] WANG Y, ZHANG Y, TANG J. A distributionally robust optimization approach for surgery block allocation [J]. European Journal of Operational Research, 2019, 273 (2): 740 -753.

[25] ZHANG Z, DENTON B, XIE X. Branch and price for chance constrained bin packing [OL/J]. Available at Optimization - Online http://www.optimization - online. org/DB_HTML/2015/11/5217. html, 2015.

[26] DENTON B, GUPTA D. A sequential bounding approach for optimal appointment scheduling [J]. IISE Transactions, 2003, 35 (11): 1003 -1016.

[27] DENTON B, VIAPIANO J, VOGL A. Optimization of surgery sequencing and scheduling decisions under uncertainty [J]. Health Care Management Science, 2007, 10 (1): 13 -24.

[28] LIU N, ZIYA S, KULKARNI V G. Dynamic scheduling of outpatient appointments under patient no -shows and cancellations [J]. Manufacturing & Service Operations Management, 2010, 12 (2): 347 -364.

[29] BEGEN M A, QUEYRANNE M. Appointment scheduling with discrete random durations [J]. Mathematics of Operations Research, 2011, 36 (2): 240 -257.

[30] LUO J, KULKARNI V G, ZIYA S. Appointment scheduling under patient no - shows and service interruptions [J]. Manufacturing & Service Operations Management, 2012, 14 (4): 670 -684.

[31] GE D, WAN G, WANG Z, et al. A note on appointment scheduling with piecewise linear cost functions [J]. Mathematics of Operations Research, 2013, 39 (4): 1244 – 1251.

[32] 阎崇钧, 唐加福, 姜博文, 等. 考虑患者选择和公平性的序列预约调度方法 [J]. 系统工程学报, 2014, 29 (1): 104 – 112.

[33] BERG B P, DENTON B T, ERDOGAN S A, et al. Optimal booking and scheduling in outpatient procedure centers [J]. Computers & Operations Research, 2014, 50: 24 – 37.

[34] 姜博文, 唐加福, 阎崇钧. 可增加号源策略下高需求门诊的能力配置问题 [J]. 系统工程理论与实践, 2017, 37 (12): 3146 – 3159.

[35] 周颖, 罗利, 罗永. 考虑病人爽约的门诊预约号源分配优化策略研究 [J]. 工业工程与管理, 2016, 21 (1): 136 – 142.

[36] 陶继平, 黄荣欢, 梅枝煌, 等. 基于拉格朗日松弛的预约调度模型与算法 [J]. 系统工程理论与实践, 2016, 36 (6): 1536 – 1543.

[37] 张文思, 李金林, 冉伦, 等. 基于异质患者行为特征的动态门诊预约策略 [J]. 系统工程, 2017, 35 (11): 147 – 156.

[38] MANCILLA C, STORER R. A sample average approximation approach to stochastic appointment sequencing and scheduling [J]. IISE Transactions, 2012, 44 (8): 655 – 670.

[39] 王腾飞, 耿娜. 基于随机规划的日间手术预约调度研究 [J]. 工业工程与管理, 2018 (5): 148 – 155.

[40] JIANG B, TANG J, YAN C. A stochastic programming model for outpatient appointment scheduling considering unpunctuality [J]. Omega, 2019, 82: 70 – 82.

[41] 白雪, 罗利, 李蓉梅. 医院管理中手术排程研究现状及发展前景 [J]. 管理评论, 2011, 23 (1): 121 – 128.

[42] VANDEN BOSCH P M, DIETZ D C. Scheduling and sequencing arrivals to an appointment system [J]. Journal of Service Research, 2001, 4 (1): 15 – 25.

[43] MAK H Y, RONG Y, ZHANG J. Sequencing appointments for service systems using inventory approximations [J]. Manufacturing & Service

Operations Management, 2014, 16 (2): 251 -262.

[44] CHEN R R, ROBINSON L W. Sequencing and scheduling appointments with potential call - in patients [J]. Production and Operations Management, 2014, 23 (9): 1522 -1538.

[45] ERDOGAN S A, GOSE A, Denton B T. Online appointment sequencing and scheduling [J]. IISE Transactions, 2015, 47 (11): 1267 -1286.

[46] KONG Q, LEE C Y, TEO C P, et al. Appointment sequencing: Why the smallest - variance - first rule may not be optimal [J]. European Journal of Operational Research, 2016, 255 (3): 809 -821.

[47] RATH S, RAJARAM K, MAHAJAN A. Integrated anesthesiologist and room scheduling for surgeries: Methodology and application [J]. Operations Research, 2017, 65 (6): 1460 -1478.

[48] ZACHARIAS C, PINEDO M. Managing customer arrivals in service systems with multiple identical servers [J]. Manufacturing & Service Operations Management, 2017, 19 (4): 639 -656.

[49] KONG Q, LEE C Y, TEO C P, et al. Scheduling arrivals to a stochastic service delivery system using copositive cones [J]. Operations Research, 2013, 61 (3): 711 -726.

[50] QI J. Mitigating delays and unfairness in appointment systems [J]. Management Science, 2016, 63 (2): 566 -583.

[51] JIANG R, SHEN S, ZHANG Y. Integer programming approaches for appointment scheduling with random no - shows and service durations [J]. Operations Research, 2017, 65 (6): 1638 -1656.

[52] ZHANG Y, SHEN S, ERDOGAN S A. Distributionally robust appointment scheduling with moment - based ambiguity set [J]. Operations Research Letters, 2017, 45 (2): 139 -144.

[53] BERTSIMAS D, SIM M, ZHANG M. Adaptive distributionally robust optimization [J]. Management Science, 2018, 65 (2): 604 -618.

[54] KONG Q, LI S, LIU N, et al. Appointment scheduling under patient schedule - dependent no - shows behavior [J]. Management Science, 2018.

[55] CHANG Z, DING J Y, SONG S. Distributionally robust scheduling on parallel machines under moment uncertainty [J]. European Journal of Operational Research, 2019, 272 (3): 832 -846.

[56] HE S, SIM M, ZHANG M. Data - driven patient scheduling in emergency departments: a hybrid robust - stochastic approach [J]. Management Science, 2019, 65 (9): 4123 -4140.

[57] CHARNES A, COOPER W W. Chance - constrained programming [J]. Management Science, 1959, 6 (1): 73 -79.

[58] AHMED S, SHAPIRO A. Solving chance - constrained stochastic programs via sampling and integer programming [M]. INFORMS TutORial in Operations Research, 2008: 261 -269.

[59] NEMIROVSKI A. On safe tractable approximations of chance constraints [J]. European Journal of Operational Research, 2012, 219 (3): 707 -718.

[60] BIRGE J R, LOUVEAUX F. Introduction to stochastic programming [M]. Springer Science & Business Media, 2011.

[61] SHAPIRO A, DENTCHEVA D, RUSZCZYŃSKI A. Lectures on stochastic programming: modeling and theory [M]. SIAM, 2009.

[62] CALAFIORE G, CAMPI M C. Uncertain convex programs: randomized solutions and confidence levels [J]. Mathematical Programming, 2005, 102 (1): 25 -46.

[63] LUEDTKE J, AHMED S. A sample approximation approach for optimization with probabilistic constraints [J]. SIAM Journal on Optimization, 2008, 19 (2): 674 -699.

[64] LUEDTKE J, AHMED S, NEMHAUSER G L. An integer programming approach for linear programs with probabilistic constraints [J]. Mathematical Programming, 2010, 122 (2): 247 -272.

[65] KÜÇÜKYAVUZ S. On mixing sets arising in chance - constrained programming [J]. Mathematical Programming, 2012, 132 (1 -2): 31 -56.

[66] LUEDTKE J. A branch - and - cut decomposition algorithm for solving

chance - constrained mathematical programs with finite support [J]. Mathematical Programming, 2014, 146 (1 -2): 219 -244.

[67] ZHANG M, KÜÇÜKYAVUZ S, GOEL S. A branch - and - cut method for dynamic decision making under joint chance constraints [J]. Management Science, 2014, 60 (5): 1317 -1333.

[68] ZHAO M, HUANG K, ZENG B. A polyhedral study on chance constrained program with random right - hand side [J]. Mathematical Programming, 2017, 166 (1 -2): 19 -64.

[69] AHMED S, XIE W. Relaxations and approximations of chance constraints under finite distributions [J]. Mathematical Programming, 2018, 170 (1): 43 -65.

[70] RUSZCZYŃSKI A. Probabilistic programming with discrete distributions and precedence constrained knapsack polyhedra [J]. Mathematical Programming, 2002, 93 (2): 195 -215.

[71] TANNER M W. IIS branch - and - cut for joint chance - constrained stochastic programs and application to optimal vaccine allocation [J]. European Journal of Operational Research, 2010, 207 (1): 290 -296.

[72] QIU F, AHMED S, Dey S S, et al. Covering linear programming with violations [J]. INFORMS Journal on Computing, 2014, 26 (3): 531 -546.

[73] XIE W, AHMED S. On quantile cuts and their closure for chance constrained optimization problems [J]. Mathematical Programming, 2018, 172 (1 -2): 621 -646.

[74] PENG C, DELAGE E, LI J. Probabilistic envelope constrained multiperiod stochastic emergency medical services location model and decomposition scheme [J]. Transportation science, 2020, 54 (6): 1471 -1494.

[75] WATSON J P, WETS R J, WOODRUFF D L. Scalable heuristics for a class of chance - constrained stochastic programs [J]. INFORMS Journal on Computing, 2010, 22 (4): 543 -554.

[76] DENG Y, SHEN S. Decomposition algorithms for optimizing multi - server appointment scheduling with chance constraints [J]. Mathematical

Programming, 2016, 157 (1): 245 -276.

[77] AHMED S, LUEDTKE J, SONG Y, et al. Nonanticipative duality, relaxations, and formulations for chance - constrained stochastic programs [J]. Mathematical Programming, 2017, 162 (1 -2): 51 -81.

[78] VAN ACKOOIJ W, FRANGIONI A, DE OLIVEIRA W. Inexact stabilized Benders' decomposition approaches with application to chance - constrained problems with finite support [J]. Computational Optimization and Applications, 2016, 65 (3): 637 -669.

[79] LIU X, KÜÇÜKYAVUZ S, LUEDTKE J. Decomposition algorithms for two - stage chance - constrained programs [J]. Mathematical Programming, 2016, 157 (1): 219 -243.

[80] BERALDI P, BRUNI M E. An exact approach for solving integer problems under probabilistic constraints with random technology matrix [J]. Annals of Operations Research, 2010, 177 (1): 127 -137.

[81] SONG Y, LUEDTKE J R. Branch - and - cut approaches for chance - constrained formulations of reliable network design problems [J]. Mathematical Programming Computation, 2013, 5 (4): 397 -432.

[82] WU H H, KÜÇÜKYAVUZ S. Chance - constrained combinatorial optimization with a probability oracle and its application to probabilistic partial set covering [OL/J]. Working Paper, https://arxiv.org/pdf/1708.02505.pdf, 2017.

[83] NEMIROVSKI A, SHAPIRO A. Convex approximations of chance constrained programs [J]. SIAM Journal on Optimization, 2006, 17 (4): 969 -996.

[84] BEN - TAL A, BHADRA S, BHATTACHARYYA C, et al. Chance constrained uncertain classification via robust optimization [J]. Mathematical Programming, 2011, 127 (1): 145 -173.

[85] HONG L J, YANG Y, ZHANG L. Sequential convex approximations to joint chance constrained programs: A monte carlo approach [J]. Operations Research, 2011, 59 (3): 617 -630.

[86] HONG L J, HU Z, ZHANG L. Conditional value - at - risk approximation

to value – at – risk constrained programs: A remedy via monte carlo [J]. INFORMS Journal on Computing, 2014, 26 (2): 385 –400.

[87] BEN – TAL A, EL GHAOUI L, NEMIROVSKI A. Robust optimization [M]. Princeton University Press, 2009.

[88] van PARYS B P, ESFAHANI P M, Kuhn D. From data to decisions: Distributionally robust optimization is optimal [J]. Management Science, 2021, 67 (6): 3387 –3402.

[89] BERTSIMAS D, DOAN X V, NATARAJAN K, et al. Models for minimax stochastic linear optimization problems with risk aversion [J]. Mathematics of Operations Research, 2010, 35 (3): 580 –602.

[90] DELAGE E, YE Y. Distributionally robust optimization under moment uncertainty with application to data – driven problems [J]. Operations Research, 2010, 58 (3): 595 –612.

[91] WIESEMANN W, KUHN D, SIM M. Distributionally robust convex optimization [J]. Operations Research, 2014, 62 (6): 1358 –1376.

[92] MEHROTRA S, PAPP D. A cutting surface algorithm for semi – infinite convex programming with an application to moment robust optimization [J]. SIAM Journal on Optimization, 2014, 24 (4): 1670 –1697.

[93] BANSAL M, HUANG K L, MEHROTRA S. Decomposition algorithms for two – stage distributionally robust mixed binary programs [J]. SIAM Journal on Optimization, 2018, 28 (3): 2360 –2383.

[94] CHEN Z, SIM M, XIONG P. Robust stochastic optimization made easy with rsome [J]. Management Science, 2020, 66 (8): 3329 –3339.

[95] BEN –TAL A, HERTOG D D, WAEGENAERE A M B D, et al. Robust solutions of optimization problems affected by uncertain probabilities [J]. Management Science, 2013, 59 (2): 341 –357.

[96] BAYRAKSAN G, LOVE D K. Data –driven stochastic programming using phi –divergences [M]. INFORMS, 2015: 1 –19.

[97] GAO R, KLEYWEGT A J. Distributionally robust stochastic optimization with wasserstein distance [OL/J]. Working Paper, http://www.optimization – online. org/DB_FILE/2016/04/5396. pdf, 2016.

[98] JIANG R, GUAN Y. Risk - averse two - stage stochastic program with distributional ambiguity [J]. Operations Research, 2018, 66 (5): 1390 - 1405.

[99] ESFAHANI P M, KUHN D. Data - driven distributionally robust optimization using the wasserstein metric: performance guarantees and tractable reformulations [J]. Mathematical Programming, 2018, 171 (1 - 2): 115 - 166.

[100] ZHAO C, GUAN Y. Data - driven risk - averse stochastic optimization with wasserstein metric [J]. Operations Research Letters, 2018, 46 (2): 262 - 267.

[101] LUO F, MEHROTRA S. Distributionally robust optimization with decision dependent ambiguity sets [J]. Optimization Letters, 2020, 14 (8): 2565 - 2594.

[102] LUO F, MEHROTRA S. Decomposition algorithm for distributionally robust optimization using wasserstein metric with an application to a class of regression models [J]. European Journal of Operational Research. https://doi.org/10.1016/j.ejor.2019.03.008, 2019.

[103] GOH J, SIM M. Distributionally robust optimization and its tractable approximations [J]. Operations Research, 2010, 58 (1): 902 - 917.

[104] HU Z, HONG L J, ZHANG L. A smooth monte carlo approach to joint chance - constrained programs [J]. IISE Transactions, 2013, 45 (7): 716 - 735.

[105] MEHROTRA S, ZHANG H. Models and algorithms for distributionally robust least squares problems [J]. Mathematical Programming, 2014, 146 (1 - 2): 123 - 141.

[106] ZHANG Y, SHEN Z J M, SONG S. Distributionally robust optimization of two - stage lot - sizing problems [J]. Production and Operations Management, 2016, 25 (12): 2116 - 2131.

[107] ARDESTANI - JAAFARI A, DELAGE E. Robust optimization of sums of piecewise linear functions with application to inventory problems [J]. Operations Research, 2016, 64 (2): 474 - 494.

[108] SHAPIRO A. Distributionally robust stochastic programming [J]. SIAM Journal on Optimization, 2017, 27 (4): 2258 - 2275.

[109] HANASUSANTO G A, Kuhn D. Conic programming reformulations of two - stage distributionally robust linear programs over wasserstein balls [J]. Operations Research, 2018, 66 (3): 849 - 869.

[110] CARLSSON J G, BEHROOZI M, MIHIC K. Wasserstein distance and the distributionally robust TSP [J]. Operations Research, 2018, 66 (6): 1603 - 1624.

[111] RAHIMIAN H, MEHROTRA S. Distributionally robust optimization: a review [OL/J]. Working Paper, http://www. optimization - online. org/DB_FILE/2019/08/7332. pdf, 2019.

[112] GHAOUI L E, OKS M, OUSTRY F. Worst - case value - at - risk and robust portfolio optimization: a conic programming approach [J]. Operations Research, 2003, 51 (4): 543 - 556.

[113] CHEN W, SIM M, SUN J, et al. From CVaR to uncertainty set: Implications in joint chance - constrained optimization [J]. Operations Research, 2010, 58 (2): 470 - 485.

[114] YANIKOĞLU İ, den HERTOG D. Safe approximations of ambiguous chance constraints using historical data [J]. INFORMS Journal on Computing, 2012, 25 (4): 666 - 681.

[115] ZYMLER, STEVE, DANIEL, et al. Distributionally robust joint chance constraints with secondorder; moment information [J]. Mathematical Programming, 2013, 137 (1 - 2): 167 - 198.

[116] HANASUSANTO G A, ROITCH V, KUHN D, et al. A distributionally robust perspective on uncertainty quantification and chance constrained programming [J]. Mathematical Programming, 2015, 151 (1): 35 - 62.

[117] YANG W, XU H. Distributionally robust chance constraints for non - linear uncertainties [J]. Mathematical Programming, 2016, 155 (1 - 2): 231 - 265.

[118] HANASUSANTO G A, ROITCH V, KUHN D, et al. Ambiguous joint chance constraints under mean and dispersion information [J]. Operations Research, 2017, 65 (3): 751 -767.

[119] POSTEK K, BEN - TAL A, den HERTOG D, et al. Robust optimization with ambiguous stochastic constraints under mean and dispersion information [J]. Operations Research, 2018, 66 (3): 814 -833.

[120] JIANG R, GUAN Y. Data - driven chance constrained stochastic program [J]. Mathematical Programming, 2016, 158 (1 -2): 291 -327.

[121] CHEN Z, KUHN D, WIESEMANN W. Data - driven chance constrained programs over wasserstein balls [OL/J]. Working Paper, http://www.optimization - online. org/DB_FILE/2018/06/6671. pdf, 2018.

[122] DUAN C, FANG W, JIANG L, et al. Distributionally robust chance - constrained approximate ac - opf with wasserstein metric [J]. IEEE Transactions on Power Systems, 2018, 33 (5): 4924 -4936.

[123] XIE W. On distributionally robust chance constrained programs with wasserstein distance [J]. Mathematical Programming, 2021, 186 (1): 115 -155.

[124] HOTA A R, CHERUKURI A, LYGEROS J. Data - driven chance constrained optimization under wasserstein ambiguity sets [M]. IEEE, 2019: 1501 -1506.

[125] JI R, LEJEUNE M A. Data - driven distributionally robust chance - constrained optimization with wasserstein metric [J]. Journal of Global Optimization, 2021, 79 (4): 779 -811.

[126] CHENG J, DELAGE E, LISSER A. Distributionally robust stochastic knapsack problem [J]. SIAM Journal on Optimization, 2014, 24 (3): 1485 -1506.

[127] DENG Y, SHEN S, DENTON B. Chance - constrained surgery planning under conditions of limited and ambiguous data [J]. INFORMS Journal on Computing, 2019, 31 (3): 559 -575.

[128] ZHANG Y, JIANG R, SHEN S. Ambiguous chance - constrained binary programs under mean - covariance information [J]. SIAM Journal on

Optimization, 2018, 28 (4): 2922 -2944.

[129] ATAMTÜRK A, NEMHAUSER G L, SAVELSBERGH M W. The mixed vertex packing problem [J]. Mathematical Programming, 2000, 89 (1): 35 -53.

[130] GÜNLÜK O, POCHET Y. Mixing mixed - integer inequalities [J]. Mathematical Programming, 2001, 90 (3): 429 -457.

[131] ZEMEL E. Easily computable facets of the knapsack polytope [J]. Mathematics of Operations Research, 1989, 14 (4): 760 -764.

[132] GU Z, NEMHAUSER G L, SAVELSBERGH M W. Lifted cover inequalities for 0 - 1 integer programs: Computation [J]. INFORMS Journal on Computing, 1998, 10 (4): 427 -437.

[133] GU Z, Nemhauser G L, Savelsbergh M W. Sequence independent lifting in mixed integer programming [J]. Journal of Combinatorial Optimization, 2000, 4 (1): 109 -129.

[134] PADBERG M W. On the facial structure of set packing polyhedra [J]. Mathematical Programming, 1973, 5 (1): 199 -215.

[135] KAPARIS K, LETCHFORD A N. Local and global lifted cover inequalities for the 0 -1 multidimensional knapsack problem [J]. European Journal of Operational Research, 2008, 186 (1): 91 -103.

[136] BALAS E. Facets of the knapsack polytope [J]. Mathematical Programming, 1975, 8 (1): 146 -164.

[137] NEMHAUSER G L, SIGISMONDI G. A strong cutting plane/branch - and -bound algorithm for node packing [J]. Journal of the Operational Research Society, 1992, 43 (5): 443 -457.

[138] SPANGLER W E, STRUM D P, Vargas L G, et al. Estimating procedure times for surgeries by determining location parameters for the lognormal model [J]. Health Care Management Science, 2004, 7 (2): 97 - 104.